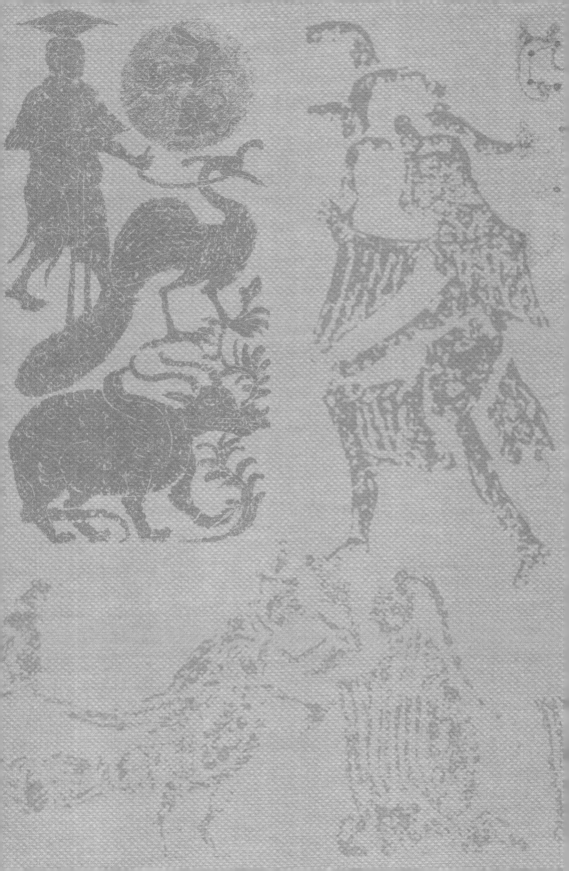

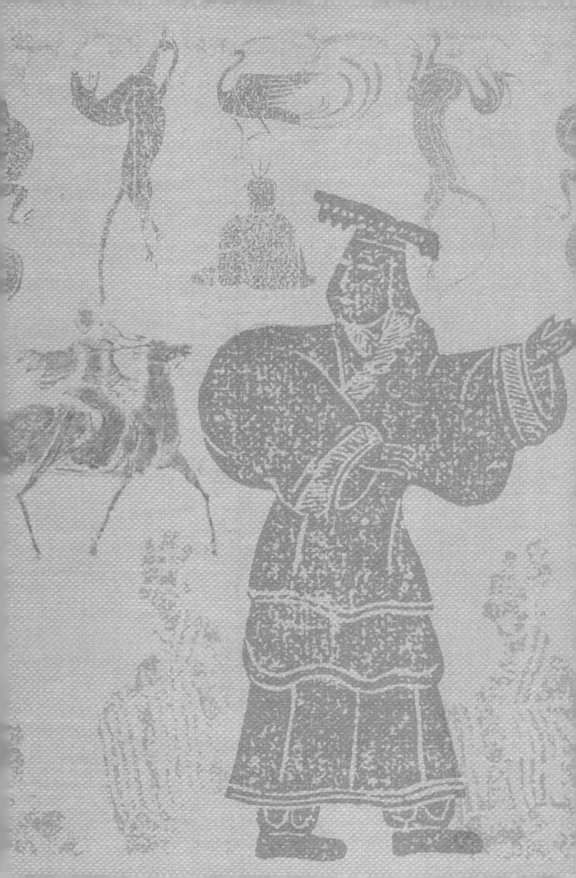

中国古医籍整理丛书

喉科心法

清·沈善谦 撰

纪立金 校注

中国中医药出版社

·北 京·

图书在版编目（CIP）数据

喉科心法/（清）沈善谦撰；纪立金校注．—北京：中国中医药出版社，2015.12（2025.5 重印）

（中国古医籍整理丛书）

ISBN 978－7－5132－2981－4

Ⅰ．①喉… Ⅱ．①沈… ②纪… Ⅲ．①中医五官科学－耳鼻咽喉科学－中国－清代 Ⅳ．①R276.1

中国版本图书馆 CIP 数据核字（2015）第 290991 号

中 国 中 医 药 出 版 社 出 版
北京经济技术开发区科创十三街 31 号院二区 8 号楼
邮政编码　100176
传真　010 64405721
北京盛通印刷股份有限公司印刷
各地新华书店经销

＊

开本 710×1000　1/16　印张 7　字数 35 千字
2015 年 12 月第 1 版　2025 年 5 月第 2 次印刷
书　号　ISBN 978－7－5132－2981－4

＊

定价　20.00 元
网址　www.cptcm.com

服务热线　010 64405510
购书热线　010 64065415　010 64065413
微信服务号　zgzyycbs
书店网址　csln.net/qksd/
官方微博　http://e.weibo.com/cptcm
淘宝天猫网址　http://zgzyycbs.tmall.com

国家中医药管理局
中医药古籍保护与利用能力建设项目
组织工作委员会

主 任 委 员 王国强

副 主 任 委 员 王志勇　李大宁

执 行 主 任 委 员 曹洪欣　苏钢强　王国辰　欧阳兵

执行副主任委员 李 昱　武 东　李秀明　张成博

委　　　　员

各省市项目组分管领导和主要专家

　　（山东省）武继彪　欧阳兵　张成博　贾青顺

　　（江苏省）吴勉华　周仲瑛　段金廒　胡 烈

　　（上海市）张怀琼　季 光　严世芸　段逸山

　　（福建省）阮诗玮　陈立典　李灿东　纪立金

　　（浙江省）徐伟伟　范永升　柴可群　盛增秀

　　（陕西省）黄立勋　呼 燕　魏少阳　苏荣彪

　　（河南省）夏祖昌　刘文第　韩新峰　许敬生

　　（辽宁省）杨关林　康廷国　石 岩　李德新

　　（四川省）杨殿兴　梁繁荣　余曙光　张 毅

各项目组负责人

　　王振国（山东省）　　王旭东（江苏省）　　张如青（上海市）

　　李灿东（福建省）　　陈勇毅（浙江省）　　焦振廉（陕西省）

　　蔡永敏（河南省）　　鞠宝兆（辽宁省）　　和中浚（四川省）

项目专家组

顾　问　马继兴　张灿玾　李经纬

组　长　余瀛鳌

成　员　李致忠　钱超尘　段逸山　严世芸　鲁兆麟
　　　　郑金生　林端宜　欧阳兵　高文柱　柳长华
　　　　王振国　王旭东　崔　蒙　严季澜　黄龙祥
　　　　陈勇毅　张志清

项目办公室（组织工作委员会办公室）

主　任　王振国　王思成

副主任　王振宇　刘群峰　陈榕虎　杨振宁　朱毓梅
　　　　刘更生　华中健

成　员　陈丽娜　邱　岳　王　庆　王　鹏　王春燕
　　　　郭瑞华　宋咏梅　周　扬　范　磊　张永泰
　　　　罗海鹰　王　爽　王　捷　贺晓路　熊智波

秘　书　张丰聪

前　言

　　中医药古籍是传承中华优秀文化的重要载体，也是中医学传承数千年的知识宝库，凝聚着中华民族特有的精神价值、思维方法、生命理论和医疗经验，不仅对于传承中医学术具有重要的历史价值，更是现代中医药科技创新和学术进步的源头和根基。保护和利用好中医药古籍，是弘扬中国优秀传统文化、传承中医学术的必由之路，事关中医药事业发展全局。

　　1949 年以来，在政府的大力支持和推动下，开展了系统的中医药古籍整理研究。1958 年，国务院科学规划委员会古籍整理出版规划小组在北京成立，负责指导全国的古籍整理出版工作。1982 年，国务院古籍整理出版规划小组召开全国古籍整理出版规划会议，制定了《古籍整理出版规划（1982—1990）》，卫生部先后下达了两批 200 余种中医古籍整理任务，掀起了中医古籍整理研究的新高潮，对中医文化与学术的弘扬、传承和发展，发挥了极其重要的作用，产生了不可估量的深远影响。

　　2007 年《国务院办公厅关于进一步加强古籍保护工作的意见》明确提出进一步加强古籍整理、出版和研究利用，以及

"保护为主、抢救第一、合理利用、加强管理"的方针。2009年《国务院关于扶持和促进中医药事业发展的若干意见》指出，要"开展中医药古籍普查登记，建立综合信息数据库和珍贵古籍名录，加强整理、出版、研究和利用"。《中医药创新发展规划纲要（2006—2020）》强调继承与创新并重，推动中医药传承与创新发展。

2003~2010年，国家财政多次立项支持中国中医科学院开展针对性中医药古籍抢救保护工作，在中国中医科学院图书馆设立全国唯一的行业古籍保护中心，影印抢救濒危珍本、孤本中医古籍1640余种；整理发布《中国中医古籍总目》；遴选351种孤本收入《中医古籍孤本大全》影印出版；开展了海外中医古籍目录调研和孤本回归工作，收集了11个国家和2个地区137个图书馆的240余种书目，基本摸清流失海外的中医古籍现状，确定国内失传的中医药古籍共有220种，复制出版海外所藏中医药古籍133种。2010年，国家财政部、国家中医药管理局设立"中医药古籍保护与利用能力建设项目"，资助整理400余种中医药古籍，并着眼于加强中医药古籍保护和研究机构建设，培养中医古籍整理研究的后备人才，全面提高中医药古籍保护与利用能力。

在此，国家中医药管理局成立了中医药古籍保护和利用专家组和项目办公室，专家组负责项目指导、咨询、质量把关，项目办公室负责实施过程的统筹协调。专家组成员对古籍整理研究具有丰富的经验，有的专家从事古籍整理研究长达70余年，深知中医药古籍整理研究的重要性、艰巨性与复杂性，履行职责认真务实。专家组从书目确定、版本选择、点校、注释等各方面，为项目实施提供了强有力的专业指导。老一辈专家的学术水平和智慧，是项目成功的重要保证。项目承担单位山东中医药大学、南京中医药大学、上海中医药大学、福建中医药大学、浙江省中医药研究院、陕西省中医药研究院、河南省中医药研究院、辽宁中医药大学、成都中医药大学及所在省市中医药管理部门精心组织，充分发挥区域间互补协作的优势，并得到承担项目出版工作的中国中医药出版社大力配合，全面推进中医药古籍保护与利用网络体系的构建和人才队伍建设，使一批有志于中医学术传承与古籍整理工作的人才凝聚在一起，研究队伍日益壮大，研究水平不断提高。

本着"抢救、保护、发掘、利用"的理念，该项目重点选择近60年未曾出版的重要古医籍，综合考虑所选古籍的保护价值、学术价值和实用价值。400余种中医药古籍涵盖了医经、基础理论、诊法、伤寒金匮、温病、本草、方书、内科、外科、女科、儿科、伤科、眼科、咽喉口齿、针灸推拿、养生、医案医话医论、医史、临证综合等门类，跨越唐、宋、金元、明以迄清末。全部古籍均按照项目办公室组织完成的行业标准《中医古籍整理规范》及《中医药古籍整理细则》进行整理校注，绝大多数中医药古籍是第一次校注出版，一批孤本、稿本、抄本更是首次整理面世。对一些重要学术问题的研究成果，则集中收录于各书的"校注说明"或"校注后记"中。

"既出书又出人"是本项目追求的目标。近年来，中医药古籍整理工作形势严峻，老一辈逐渐退出，新一代普遍存在整理研究古籍的经验不足、专业思想不坚定等问题，使中医古籍整理面临人才流失严重、青黄不接的局面。通过本项目实施，搭建平台，完善机制，培养队伍，提升能力，经过近5年的建设，锻炼了一批优秀人才，老中青三代齐聚一堂，有效地稳定了研究队伍，为中医药古籍整理工作的开展和中医文化与学术的传承提供必备的知识和人才储备。

本项目的实施与《中国古医籍整理丛书》的出版，对于加强中医药古籍文献研究队伍建设、建立古籍研究平台，提高古籍整理水平均具有积极的推动作用，对弘扬我国优秀传统文化，推进中医药继承创新，进一步发挥中医药服务民众的养生保健与防病治病作用将产生深远影响。

第九届、第十届全国人大常委会副委员长许嘉璐先生，国家卫生计生委副主任、国家中医药管理局局长、中华中医药学会会长王国强先生，我国著名医史文献专家、中国中医科学院马继兴先生在百忙之中为丛书作序，我们深表敬意和感谢。

由于参与校注整理工作的人员较多，水平不一，诸多方面尚未臻完善，希望专家、读者不吝赐教。

国家中医药管理局中医药古籍保护与利用能力建设项目办公室

二〇一四年十二月

许 序

"中医"之名立，迄今不逾百年，所以冠以"中"字者，以别于"洋"与"西"也。慎思之，明辨之，斯名之出，无奈耳，或亦时人不甘泯没而特标其犹在之举也。

前此，祖传医术（今世方称为"学"）绵延数千载，救民无数；华夏屡遭时疫，皆仰之以度困厄。中华民族之未如印第安遭染殖民者所携疾病而族灭者，中医之功也。

医兴则国兴，国强则医强。百年运衰，岂但国土肢解，五千年文明亦不得全，非遭泯灭，即蒙冤扭曲。西方医学以其捷便速效，始则为传教之利器，继则以"科学"之冕畅行于中华。中医虽为内外所夹击，斥之为蒙昧，为伪医，然四亿同胞衣食不保，得获西医之益者甚寡，中医犹为人民之所赖。虽然，中国医学日益陵替，乃不可免，势使之然也。呜呼！覆巢之下安有完卵？

嗣后，国家新生，中医旋即得以重振，与西医并举，探寻结合之路。今也，中华诸多文化，自民俗、礼仪、工艺、戏曲、历史、文学，以至伦理、信仰，皆渐复起，中国医学之兴乃属必然。

迄今中医犹为国家医疗系统之辅，城市尤甚。何哉？盖一则西医赖声、光、电技术而于20世纪发展极速，中医则难见其进。二则国人惊羡西医之"立竿见影"，遂以为其事事胜于中医。然西医已自觉将入绝境：其若干医法正负效应相若，甚或负远逾于正；研究医理者，渐知人乃一整体，心、身非如中世纪所认定为二对立物，且人体亦非宇宙之中心，仅为其一小单位，与宇宙万象万物息息相关。认识至此，其已向中国医学之理念"靠拢"矣，虽彼未必知中国医学何如也。唯其不知中国医理何如，纯由其实践而有所悟，益以证中国之认识人体不为伪，亦不为玄虚。然国人知此趋向者，几人？

国医欲再现宋明清高峰，成国中主流医学，则一须继承，一须创新。继承则必深研原典，激清汰浊，复吸纳西医及我藏、蒙、维、回、苗、彝诸民族医术之精华；创新之道，在于今之科技，既用其器，亦参照其道，反思己之医理，审问之，笃行之，深化之，普及之，于普及中认知人体及环境古今之异，以建成当代国医理论。欲达于斯境，或需百年欤？予恐西医既已醒悟，若加力吸收中医精粹，促中医西医深度结合，形成21世纪之新医学，届时"制高点"将在何方？国人于此转折之机，能不忧虑而奋力乎？

予所谓深研之原典，非指一二习见之书、千古权威之作；就医界整体言之，所传所承自应为医籍之全部。盖后世名医所著，乃其秉诸前人所述，总结终生行医用药经验所得，自当已成今世、后世之要籍。

盛世修典，信然。盖典籍得修，方可言传言承。虽前此50余载已启医籍整理、出版之役，惜旋即中辍。阅20载再兴整理、出版之潮，世所罕见之要籍千余部陆续问世，洋洋大观。

今复有"中医药古籍保护与利用能力建设"之工程，集九省市专家，历经五载，董理出版自唐迄清医籍，都400余种，凡中医之基础医理、伤寒、温病及各科诊治、医案医话、推拿本草，俱涵盖之。

噫！璐既知此，能不胜其悦乎？汇集刻印医籍，自古有之，然孰与今世之盛且精也！自今而后，中国医家及患者，得览斯典，当于前人益敬而畏之矣。中华民族之屡经灾难而益蕃，乃至未来之永续，端赖之也，自今以往岂可不后出转精乎？典籍既蜂出矣，余则有望于来者。

谨序。

第九届、十届全国人大常委会副委员长

许嘉璐

二〇一四年冬

王 序

中医学是中华民族在长期生产生活实践中,在与疾病作斗争中逐步形成并不断丰富发展的医学科学,是中国古代科学的瑰宝,为中华民族的繁衍昌盛作出了巨大贡献,对世界文明进步产生了积极影响。时至今日,中医学作为我国医学的特色和重要医药卫生资源,与西医学相互补充、相互促进、协调发展,共同担负着维护和促进人民健康的任务,已成为我国医药卫生事业的重要特征和显著优势。

中医药古籍在存世的中华古籍中占有相当重要的比重,不仅是中医学术传承数千年最为重要的知识载体,也是中医为中华民族繁衍昌盛发挥重要作用的历史见证。中医药典籍不仅承载着中医的学术经验,而且蕴含着中华民族优秀的思想文化,凝聚着中华民族的聪明智慧,是祖先留给我们的宝贵物质财富和精神财富。加强对中医药古籍的保护与利用,既是中医学发展的需要,也是传承中华文化的迫切要求,更是历史赋予我们的责任。

2010 年,国家中医药管理局启动了中医药古籍保护与利用能力建设项目。这既是传承中医药的重要工程，也是弘扬优秀民族文化的重要举措，不仅能够全面推进中医药的有效继承和创新发展，为维护人民健康做出贡献，也能够彰显中华民族的璀璨文化，为实现中华民族伟大复兴的中国梦作出贡献。

相信这项工作一定能造福当今，嘉惠后世，福泽绵长。

国家卫生与计划生育委员会副主任
国家中医药管理局局长
中华中医药学会会长

王国强

二〇一四年十二月

马 序

新中国成立以来，党和国家高度重视中医药事业发展，重视古籍的保护、整理和研究工作。自 1958 年始，国务院先后成立了三届古籍整理出版规划小组，分别由齐燕铭、李一氓、匡亚明担任组长，主持制订了《整理和出版古籍十年规划（1962—1972）》《古籍整理出版规划（1982—1990）》《中国古籍整理出版十年规划和"八五"计划（1991—2000）》等，而第三次规划中医药古籍整理即纳入其中。1982 年 9 月，卫生部下发《1982—1990 年中医古籍整理出版规划》，1983 年 1 月，中医古籍整理出版办公室正式成立，保证了中医古籍整理出版规划的实施。2002 年 2 月，《国家古籍整理出版"十五"（2001—2005）重点规划》经新闻出版署和全国古籍整理出版规划领导小组批准，颁布实施。其后，又陆续制定了国家古籍整理出版"十一五"和"十二五"重点规划。国家财政多次立项支持中国中医科学院开展针对性中医药古籍抢救保护工作，文化部在中国中医科学院图书馆专门设立全国唯一的行业古籍保护中心，国家先后投入中医药古籍保护专项经费超过 3000 万元，影印抢救濒危珍、善、孤本中医古籍 1640 余种，开展了海外中医古籍目录调研和孤本回归工作。2010 年，国家财政部、国家中医药管理局安排国家公共卫生专项资金，设立了"中医药古籍保护与利用能力建设项目"，这是继 1982～1986 年第一批、第二批重要中医药古籍整理之后的又一次大规模古籍整理工程，重点整理新中国成立后未曾出版的重要古籍，目标是形成并普及规范的通行本、传世本。

为保证项目的顺利实施，项目组特别成立了专家组，承担咨询和技术指导，以及古籍出版之前的审定工作。专家组中的许多成员虽逾古稀之年，但老骥伏枥，孜孜不倦，不仅对项目进行宏观指导和质量把关，更重要的是通过古籍整理，以老带新，言传身教，培养一批中医药古籍整理研究的后备人才，促进了中医药古籍保护和研究机构建设，全面提升了我国中医药古籍保护与利用能力。

作为项目组顾问之一，我深感中医药古籍保护、抢救与整理工作的重要性和紧迫性，也深知传承中医药古籍整理经验任重而道远。令人欣慰的是，在项目实施过程中，我看到了老中青三代的紧密衔接，看到了大家的坚持和努力，看到了年轻一代的成长。相信中医药古籍整理工作的将来会越来越好，中医药学的发展会越来越好。

欣喜之余，以是为序。

中国中医科学院研究员

马继兴

二〇一四年十二月

校注说明

《喉科心法》二卷，清·沈善谦撰。沈善谦，字达三，号吉斋，浙江桐乡人。出身于医学世家，好施药，并将其平生经验所得汇集成书，流传后世。沈氏所著，除《喉科心法》外，目前所知存世者尚有《经验方》二卷。

经版本调研，确认是书初印于光绪三十年（1904），其后以该本为底本，有民国八年（1919）武林许氏刻本、民国十五年（1926）李定魁石印本，各版本之间无明显差异，均为二卷。

《喉科心法》所论侧重于临床实践，无论是上卷论说，还是下卷临床应用汤丸吹散并制药药表，均为作者平时临床经验所得，基本无泛泛而谈的空言。该书是沈善谦鉴于先前喉科的有关论著编写不详或不当精心整理而成。

本次整理以民国八年武林许氏刻本为底本，以光绪三十年石印本、民国十五年李定魁石印本（以下简称"李定魁石印本"）为校本。具体校注方法说明如下：

1. 采用简体字横排，用新式标点符号对原书进行标点，繁体字、异体字、俗字、古字，一并径改，不出校注。

2. 凡底本中因写刻致误的明显错别字，予以径改，不出校。

3. 书中同一个字多次校改者，在首见处出校记。

4. 书中"右""左"表示前后文者，径改为"上""下"。

5. 底本与校本有异，文义均通者，不予改动，不出校；校本义胜者，出校说明。

6. 原书卷首有"浙西桐乡沈善谦吉斋氏撰""白喉发明正误"，文首有"桐乡沈善谦吉斋氏述"字样，今一并删去。

7. 底本目录与正文不尽一致，据正文实际内容调整目录。

例　言

——古今方书各有专门，惟喉科独缺，历来附载他书，治论各异，难一趋向。近来喉症甚行，歧途之误不一，恻然心动，敢将平时之心得治验，撰成《喉科心法》两卷。予非好辨，实为济世起见，阅者谅之。

——是编不讲体裁，不尚深奥，但求明白晓畅，一览无遗，取白香山题词"老妪都解"之意。

——是编分为两卷，上卷论说，下卷应用汤丸吹散并制药药表，俾翻阅者一目了然。

——是编专为补偏救弊而设，由博返约，即素未知医之人，得此一篇，案①图索骥，亦无舛误。

——妇科、儿科本可不必另论，以兼症治法大有不同，若不详论，恐胸无成竹，互相推卸，医愈多而方愈乱，因之误事者比比。予故不嫌其烦，特为标而出之。

——科内所载各药均有利无弊、中正和平之品，即有一二猛药，亦必屡经试验，方敢列入。吾辈以济世为心，岂肯以猛药害人，所谓有病则病当之，阅者勿疑。

——唇疔、骨槽风本不应载入科内，以唇疔与唇风相似，骨槽风与牙痛相似，症似而治异，不得不载明治法，俾临症有所区别。

---

① 案：同"按"。

——煎方首尾只定两汤，一曰乾方，一曰坤方。以喉症为温邪，风寒暑湿燥火，六气皆成于天，考脏腑肺经，又通天气，易卦以乾为天，且客气都令化火，故邪在肺经欲轻透者，统以乾方治之。忧思哀恐怒，五气皆统以地，考脏腑脾胃通地气，易卦以坤为地，且万物得土乃生，故邪在脾胃兼培养者，统以坤方治之。

——喉科为形体之病，必用吹药，庶望药到病除。科内所列各方秘传居多，均系屡用屡验之方，惟各药最宜拣选道地配合，若药品不真，恐难速效耳。

——咽喉地位甚狭，不宜轻用刀针，以吹药为上策。手法原为迅速之症而设，药力所不及者偶用之。

——古有针灸以治咽喉各症，然经络穴道取之非易，偶一不慎，贻误实深。且行针手法有摄、退、搓、捻、留、摇、拔之分，稍不留意，上下失序，补泻紊乱，非但无益，适足害之。今酌定有利无弊数穴绘图便查，以辅药力不足。

——《白喉忌表》一书，句句名言，实系探本穷源之论，惜编未得当，特为辨正数言，附刊以俟参考。

——是书大旨已备，然一人之识见恐有未周，虽付厥剞，时虞一失，但愿同志诸君如有心得见教，尤为盼甚。

目 录

喉
科
心
法

二

卷 上

四诊七方十剂论

　　《内经》诊病有望闻问切之分，制方有七方十剂之别。望者，望其气色；闻者，闻其声音；问者，问其病状；切者，切其脉象。七方，大、小、缓、急、奇、偶、复是也；十剂，宣、通、补、泄、轻、重、滑、涩、燥、润是也。考脏位有高下，腑气有远近，病证有表里，用药有轻重，如心肺为近，肝肾为远，脾胃居中之类。大旨肺服九，心服七，脾服五，肝服三，肾服一也。然病有变态，不得不借方药以制之。主病在乎方，制方在乎人。古人制方，以气味为主。寒热温凉，四气生于天；酸苦辛咸甘淡，六味成于地。以有形为味，无形为气。气为阳，味为阴。辛甘发散为阳，酸苦涌泄为阴。咸味涌泄亦为阴，淡味渗泄为阳。或收或散，或缓或急，或燥或润，或软或坚，各随脏腑之病，以定七方十剂，条分缕晰，无余蕴矣。而言者谆谆，听者藐藐，不禁为之慨然。查喉科一症，系属形体之病。视疮形，察颜色，是为要图，与方脉视诊有间。兹将平时心得，定立临证用药大纲，以免歧途之误，其名曰因、切、形、色四字，轻透、箍降、镇润、养阴八字，为临证立方之准绳。非敢别开生面，好为前人规诤，实因济世起见，不揣鄙陋，为述如下，识者谅之。

临证四字秘诀

因 因者，病之三因也。看病必先细察由何因而至，或内因或外因，或不内外因。源流既明，认症既确，施治自然中的。

切 切者，诊脉也。既知三因由来，亦须再切脉象，以定寒热虚实，是否症脉相合。如喉症脉应洪大，而反沉细，非毒闭经络，即正虚不能敌邪，切时最宜留意。

形 形者，疮形也。疮形有顺逆之分，治法有轻重之别。患在关内者逆，患在关外者顺。形势散漫者逆，形势收束者顺。

色 色者，疮上之颜色也。肿喉溃喉，均须察色以定顺逆。初肿红色，渐见紫色，暨见黄腐，由黄成白，由白成灰，由灰成黑。见红紫色黄腐者顺，白腐上罩灰黑腐者逆。

立方八字秘诀

轻透 轻者，轻清之谓；透者，透达之谓。初起红肿疼痛，邪在表分，必用轻透之品，托邪外出，千万不用表散。偶一误用，必至纷窜他经而成不治，慎之。

箍降 箍者，箍其毒勿使涣散；降者，降其痰勿使上壅。邪在胃腑，宜导其归路，预防急则生变。

镇润 镇者，镇其邪，勿使上僭，镇定之谓；润者，润其燥，存斯津液，润下之谓。贼邪在里，必用镇润之法，关闸自会通畅。釜底抽薪，最为稳妥。

养阴 养者，培养之谓，如邪盛正虚，必兼培元，俾邪得外达，不致内陷。阴者，营血之谓，凡喉患，温邪居多，温去则燥自生，故宜育阴以滋其燥。

喉风命名论

考古称喉症，总其名曰喉风，何也？易卦以巽为风，风推百病之长。又曰：桡①万物者莫疾乎风，燥万物者莫熯②乎火。风能散物，火能消物，若风火两煽，为患愈甚，变端愈速。昔贤所谓走马看喉者，亦以病必兼风夹火，外风与内火互凝，故风得火炎而风愈盛，火得风煽而火愈炽。于是积湿浊痰，得相火以熏蒸之，风木以鼓荡之，陡然沸腾，阻其脉络，蒙其清窍，结肿成胀，胀甚则闭，呼吸不得出入，汤水不能吞咽，甚有不及治者。究其喉症致病之源，实由风温疫疠，客邪郁久，化火而成。其所以暴肿暴闭者，皆风之为患也。是古之所以称风者，有深意在。后人往往因风字而谬用表散之剂，不胜枚举，实由读其书者，未能贯通古训，探本穷源之误。不知病由温邪，

---

① 桡（ráo 饶）：古同"挠"，搅乱。
② 熯（hàn 汗）：干燥，热。

忌用表散，河间论之已详。果能审症真确，自无误治之理。

咽喉致病源流三因论

人身一小天地，四海五洲，险要俱备焉。夫病犹贼也，药犹兵也，不得已而用之。用之之法，必审其利害，察其虚实，然后节节进攻，剿抚兼施，未有不收功于指顾间者。考咽喉为人身之险要，性命之关键，若不度其三因源流，一概施治，其不偾事者几希矣。致病之因，或值阳明司天，燥化当令，或跋涉于风日之中，时近火燥之畔，或受四时八节之贼风，或触叠嶂层峦之疠气。口鼻吸授①，肺胃当其冲，外因也。七情不节，六欲无度，神伤血耗，龙雷亢炽，或病后阴伤太过，太阴阳明津液不克上供，内因也。食味辛热过多，调理频投温补以及金石，专家谬称真火可补，而不知相火旺，阴愈不能涵，变端百出，不内外因也。明此三因源流而虚实分，虚实分则自无毫厘千里之差矣。

咽喉内应脏腑分经论

夫咽喉者，肺胃之门户，出纳之机关，同出而异源也。咽属胃居左，主纳食通利水谷；喉属肺居右，主纳气

---

① 授：通"受"。《韩非子》："惠公没，文公授之。"

呼吸氤氲。五脏六腑之否泰，均根乎肺胃二经。以胃为水谷气血之海，饮食精华，入胃蒸变，清者为津液，重者为赤汁，上输于脾，由肺宣布百脉，滋润五脏。相传治节无差，清浊司化合度，反是则害，有难于胜言者。至于分经，亦宜详考。经云：一阴一阳结，谓之喉痹。一阴者，手少阴君火，心脉也；一阳者，手少阳相火，三焦脉也。二经并络于喉，兼之风火内寓，起伏无定，易于为患。不然，十二经脉络，惟足太阳别下项，其余皆凑咽喉，岂不致病？独指一阴一阳结者，何也？盖以君相二火温煦周身，流行不息，适值外邪，则与恒有之火互结，遂至络脉胀闭，是喉痹主一阴一阳结者，明矣。不然，五脏六腑皆能受病，岂独肺胃为然？以肺胃位居最高，易当其冲也。

十二经名目表里脏腑表

{	手太阴肺	里	属脏
{	手阳明大肠	表	属腑
{	足太阴脾	里	属脏
{	足阳明胃	表	属腑
{	手少阴心	里	属脏
{	手太阳小肠	表	属腑
{	足少阴肾	里	属脏
{	足太阳膀胱	表	属腑

手厥阴心包　里　属脏
手少阳三焦　表　属腑

足厥阴肝　里　属脏
足少阳胆　表　属腑

上线钩合，即是两相表里，如肺大肠是，余此类推。

十二经气血盛衰表

手太阴肺　　多气少血　　足太阴脾　　多气少血

手阳明大肠　多气多血　　足阳明胃　　多气多血

手少阴心　　多气少血　　足少阴肾　　多气少血

手太阳小肠　多血少气　　足太阳膀胱　多血少气

手厥阴心包　多血少气　　足厥阴肝　　多血少气

手少阳三焦　多气少血　　足少阳胆　　多气少血

大旨多则宜破，少则宜养，如兼相火，宜即清之。

脉法节要附图

人身之血脉，如天之日月，地之沟渠，循环胜复，流行不息。五脏润而六腑滋，则体安身泰矣。偶有一脏一腑，或犯七情，或中六淫，虚实寒热，必流露于三指之间。然其理甚微，若不细心考究，终属茫然。古人所以切脉备四诊之末，原为郑重再三而设。大凡诊病，先视其气色，继闻其声音，再问其症象，然后合之脉象无误，而用药立方，则响应如捷。惟脉法名目繁多，且相似者亦复不少，并于喉症中无关碍者颇多，今将择要数端如下。

脉　表

浮脉　阳也，属风属热。举之有余，按之不足。

沉脉　阴也，属寒属积。重手按之，筋骨乃得。

迟脉　阴也，属寒属虚。一息三至，去来极慢。

数脉　阳也，属热属火。一息六至。

滑脉　阳中阴，属痰热食滞。往来流利，如珠应指。

涩脉　阴也，属虚血凝。细而迟，往来难，短且散，或一止复来。

长脉　阳也，属气血二和。不大不小，迢迢自若。

洪脉　阳也，属诸热，火旺阴虚。应指极大，来盛去衰。

弦脉　阳中阴，属肝风诸积。端直以长，如张弓弦。

芤脉　阳中阴，属血虚有瘀。浮大而软，按之中空两边实。

散脉　阴也，属气血散乱。大而散，有表无里。

伏脉　阴也，属虚寒，或热闭，或积痰。重按之，骨如有若无。

代脉　阴也，属气血两虚。动而歇止，不能自还。

紧脉　阳也，属风热痰，主诸痛。往来有力，左右弹人手。

虚脉　阴也，属气血两虚。迟大而软，按之豁然空。

实脉 阳也，属诸热喉风。浮沉皆得，脉大而长，应指铿铿然。

按诊脉统于一呼一吸，四至为平，三至为迟不及，五至为数有余。有力为实，无力①为虚。细缓虚寒，细数虚热。凡咽喉各症，脉沉实，烂而不肿者，火毒也；右寸洪紧或浮者，肺风热痰也；右关浮数者，胃火也；左关浮数者，肝热也；左寸浮洪者，君火也；右寸沉迟者，风寒内伏也；沉数者，伏热也；右尺洪大者，三焦火旺也；左尺洪而有力者，肾经虚火或毒火也。此皆举其大旨而言，余均按图索骥，自无舛误。

四时平脉

春三月风木当令，脉象宜弦。夏三月火土当令，脉象宜钩钩即洪也。秋三月燥金当令，脉象宜毛毛即浮也。冬三月寒水当令，脉象宜石石即沉也。

脏腑平脉

心脉宜浮散，表里同。肝脉沉弦而长，表里同。脾脉缓而不涩，表里同。肺脉浮而短，表里同。肾脉沉而有力，表里同女子宜大。命门滑而和缓，表里同。

---

① 力：原脱，据李定魁石印本补。

寸关尺内①应脏腑图

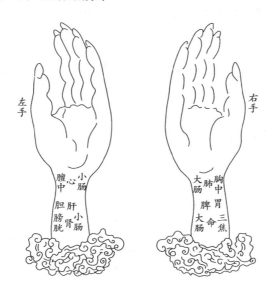

　　脉定寸关尺，以应上中下三焦，分五脏六腑部位。左属血为阴，右属气为阳。左寸为上焦，心小肠居之，膻中附焉，即心包络也，小肠本应列入尺部，以心为表里，故居上也。左关为中焦，肝胆居之。左尺为下焦，肾膀胱居之。右寸为上焦，肺大肠居之，胸中附焉，大肠亦应列入尺部，以肺为表里，故居上也。右关为中焦，脾胃居之。右尺为下焦，命门三焦居之。诀所谓左心小肠肝胆肾，右肺大肠脾胃命，是也。按大小肠病，诊寸部不明，再切尺部，以察病象。考大肠为传道之官，变化出焉，精华上供，糟粕下注，由直肠而为便。小肠为受盛之官，化物出

---

　　①　内：原作"穴"，据目录改。

焉，津液上承，水气下泄，渗膀胱而为溲。又居下焦，与肾相连，今附诊于两尺，亦取以类相从也。至于九道图，以八脉应三部，分为九道。八脉者，冲任督带，二维二跷，其理甚微，姑付阙如。若方脉，若女科，则宜考究也。

寸关尺脉图

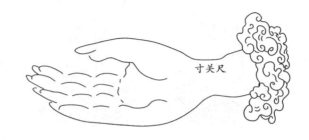

论脉之法，以掌后高骨为关，分关前为寸，关后为尺，寸前为寸口，尺后为尺泽。脏腑阴阳，均大聚于三部。古人诊于周身动脉，究不若三部之显，后遂改诊寸关尺。

舌苔辨虚实寒热论

考舌乃心之苗，为声音之机，为司味之器，生于心而根于肾，并统于胃。大旨亦分五脏，舌尖属心，舌根属肾，左边属肝，右边属脾，中央属胃。是以遇有病证，虚实寒热，悉露于舌，较之脉理，尤觉浅显，足补诊脉之不及。视颜色之浓淡，观五脏受邪之寒热，察苔生之厚薄，验六淫外感之轻重。舌苔薄白者，初受风寒，尚在卫分，即表也。苔白而干燥者，胃液伤也。苔白而干薄者，肺津伤也。苔白而底绛者，湿遏伏热也。苔白黏腻，口甜，浊涎频唾者①，脾经湿热气滞也。苔白如碱而满布者，胃中宿滞夹浊也。苔白如粉而滑，四边紫绛者，温疫邪入暮②原，未归胃腑也；邪欲内陷，极恶之症，边不紫绛者非也。

舌苔黄者，感邪化热，渐入里也。苔黄而浊者，胃热脾湿也。苔黄薄而干者，邪渐去而津液损也。苔黄浊光滑，刮之而全无者，系无形湿热，中虚失运也。苔黄灰，或如沉香色或焦黑色，中有断纹者，热灼阴伤，腑阳不通也。

舌苔绛者，热入营分也。舌绛带微白淡黄者，气分余邪未尽也。舌鲜红者，邪入心包，阴液伤也。舌绛而中心干者，心火胃热，灼伤津液也。舌绛色，望之似干，扪之有津润者，湿热熏蒸成痰，内蒙心包欲闭，非虚症也。舌绛色生芒刺者，上焦热极也。舌绛色，上罩黏腻薄苔者，兼夹秽浊之气也。舌绛而干但在中心者，胃热心营受灼也。舌绛色在尖，君火上炎无制也。舌绛色，或有黄白点，或有大红点者，黄白点属生疳，大红点属热毒犯心也。舌绛色，欲呻抵齿难出者，痰阻舌根，夹内风也。舌满绛色，上有粉白细点松碎者，俗名雪花苔，如初下之雪花。然热灼阴伤，化源将竭，若虚痨症至此，百无一治也。

舌紫色者，热邪由营入于血分也。舌紫而不干者，胸膈间必有积血，热瘀互滞也。舌紫色而肿大者，酒醴热毒冲心也。舌紫色而干黯，或黑而枯者，肝肾色泛，真阴干涸也。凡起病不论何色，舌即干燥，神不昏迷，津液已伤，救阴为先。若神识昏迷，热邪内陷，透邪为要。黄白而黏腻者，必佐以芳香逐秽。紫黯而黑枯者，必加以咸寒滋水。大旨如此，辨舌秘钥，尽于斯言矣。

立方宜分表里说

药分阴阳，方有奇偶，以应病之表里虚实也。初起身发寒热，寒多属表，热甚属里。鼻塞流涕，或咳或痰，表也；便坚胸闷，恶亮口渴，里也。在表当汗，在里当下。然温邪表剂，非伤寒症中温散可比，系辛凉轻清，以透热邪，如羚羊角、薄荷、钩藤、秦艽之流。夹湿如芦根、滑石之流，夹浊邪如广郁金、石菖蒲、建兰花叶之流。痰甚兼风，如僵蚕、天竺黄、竹沥之流。老痰，如海藻、昆布、海蜇之流。便结，重则金汁、瓜硝，轻则全瓜蒌、丝瓜络、梨汁、甜杏仁汁之流，老年体寒，或以人中黄代金汁。若温邪在气营之间，即宜外达，免使内陷。轻透风热，如犀角、羚羊①、玄参、竹叶之流。兼湿邪者，各种花露、芦根、滑石之流。已入血分，须兼凉血散血，如丹皮、鲜生地、赤芍、郁金之流。胃热盛者，石膏、知母，轻则鲜石斛、银花、蔗浆之流。阴伤则干生地、麦冬、天冬、霍石斛、西洋参、白芍之流。又有舌紫黯而干枯者，阿胶、人参亦可用之。惟咽喉见此症者，系温表劫津之误，以致肝肾色泛，极为难治，坏者居多。姑存治法，以望万一。特将各药爰定乾坤两方，审症先后服之，百战百胜，一无流弊。诚补古人未发之奥妙，探本穷源之简易方也。

切忌温散表药论

夫喉症者，温病也。温有风温、湿温之分，大旨以初起咳嗽为风温，不嗽发热为湿温。温为阳邪，首先袭表，手太阴肺当其冲，肺为娇脏，喜润恶燥。若不辨病之源流，概以辛温表药投之，如麻黄桂枝汤之类，则祸不旋踵者几希矣。考古人治病，立论然后立方，一方治一病，岂容紊乱。今人遇病，辄以伤寒目之，往往投剂至津枯液涸而后已。不知伤寒一症，仲圣定麻黄桂枝两汤，原为即病伤寒而设，不即病之伤寒，仲圣亦作温治。后之读其书而不深究其理，以为风邪寒邪，辛温汗散自愈，即有不然，亦必用温散之药。要知邪留日久，六气多令化火，以火济

---

① 羚羊：指羚羊角。

火，有不燎原者乎？至河间详论温邪治法，与伤寒迥别。伤寒必究六经，温邪须分三焦，制三石饮以上下分消，勿使邪蒙，勿伤津液，足为治温邪之祖方。迨喻氏西昌，复论《秋燥》一篇，风温、湿温，邪去皆令燥生，明矣。所制清燥救肺汤，别开生面，实补河间之不足。唐时用甘凉濡润，亦预防风去燥生也。历考古今辨论温邪，无表散之方，有分消之义。可见上中两焦之邪，如雾如沤，一经表散，必致旁窜他经。绵绵郁郁，如城狐社鼠之盘踞，不能复聚，而透出皮毛，则必内陷，可不慎欤？

胎前产后治法不同论

谚云：胎前一团火，产后一团水。以胚胎成后，气血隧①道，不能如前流利，气有余，便是火也。胞胎分娩，营卫脉络，因瘀去而虚空，血不足，便是寒也。丹溪胎前用药有三禁：一禁汗，防其亡阳；二禁下，虑其亡阴；三禁利小便，防伤津液。治法则以清热养血为主，气不上逆，即所以安其胎元。合之喉症，尚不至大相径庭。如胎前患喉，将乾方减去香犀角、飞滑石，赤芍换白芍，服之。如胎动不安，加入安胎各药。如热伤胎元漏胎者，加白苧根、麦冬，甚则加阿胶。如胎举胎胀者，加紫苏酒、炒黄芩、大腹皮、枳壳之类。如胎死腹中，即宜下之，加

---

① 隧：原作"队"，据文义改。

白净朴硝、真琥珀、柞树枝之类，或芎归汤间服之。辨别最宜留意，产后所谓寒者，非真寒，乃虚寒也。初产瘀未净，仍可用乾方，加入琥珀、赤芍、桃仁、益母草之类。若血晕恶露少，面唇色赤，瘀也，实也，仍用前药。恶露多，面唇㿠白，血虚脱也，兼服独参汤或清魂散。二者虽分虚实，俱宜先用醋饯法。即用炭火一盆，置病人头间，不可过近，以防其火气，用好醋频频泼之，俾吸其气。或用醋一碗，将烙铁烧红浸入，置病人鼻间，时时熏之。醒后勿用，至要。血晕由血去肝旺，内风暴举所致，得醋味之酸，以伐其木气也。胎前产后病证最多，另有专门，亦难尽述，此不过略举要者数端，俾临证时有所把握耳。

辨子母存亡歌

面青舌赤汗如油，子可保全母不留。

若现舌青与面赤，母存子必赴西游。

再将子母俱伤考，面舌皆青口沫流。

欲知元理机关巧，时向区区歌括求。

妊娠临蓐，或横生逆产，或坐草太早，或误于稳婆，以致气血两竭，胞水沥干而坏事者，或病久伤及胎元，均宜细心辨别。若胎死即宜下之，以保产妇。若现子母俱伤之候，不必用药，免受怨谤。辨别母子存亡之候，当以孕妇面舌颜色观之，如面青舌赤，子存母伤；舌青面赤，母存子伤；面舌皆青，口角流涎，母子俱伤是也。

胎死腹中歌

腹中子死最堪忧，急下顽胎莫缓筹。

面赤舌青肚腹胀，按之冰冷即推求。

口中秽气氤氲出，寒热分明虑要周。

更看卫营虚与实，投方应病速如邮。

此两歌均指病久而言，若初病即见此等形色者，必须细诘病家，方不致误。舌色尤宜留意，须询曾否吃过他物，刮之能去否，切勿见舌青骤指胎死而妄用下药，慎之。盖堕胎而气血必虚，邪乘虚陷，最易偾事。若平时体弱者，多因之不起，即壮实者，亦因而迁延。予曾目击，故特标而出之。

看治幼孩变通论

儿科古称哑科，施治最难。惟有先望面部部位气色，暨察虎口三关纹色，再与病证合而治之，庶无错误。面部额属心，赤色火也；鼻属脾，黄色土也；左颧属肝，青色木也；右颧属肺，白色金也；颏属肾，黑色水也。五色应五脏，均要鲜明不晦。赤主火热，黄主伤食有积，青主惊风，白主虚寒，黑主中恶诸痛，此指统观面部而言。再分部以应病证，太阳青主惊风，青色连耳者凶。天庭青晦主惊风，红色内热，黑色凶。风池青色主惊风，紫色吐逆。印堂青色，主惊泻慢惊之流，气池在眼下，与风池同。鼻赤主脾热，黑色凶。唇赤主脾热，白主脾寒，慢惊宜防。左腮发赤，主肝火积热；右腮发赤，主肺热痰盛。承浆青色主惊，黄色主吐，黑色主抽搐。其气色以相生为顺，相克为逆。譬如心病赤色，若见青色为顺候，以木能生火也，若见黑色则逆，以水来克火也。肺病白色，若见黄色为顺候，以土能生金也，若见赤色则逆，以火能烁金也。余类推之。至于虎口三关之色，紫主内热，红主伤寒亦化热也，青主惊风，白主疳积，黑主中恶，黄主脾积。其纹未透风关为轻，已透气关为重，直透命关为危候，不治居多。纹形名目繁多，不能尽述。查幼孩患喉，本与常人大同小异，似不必另论。惟幼孩恒生疳疾者颇多，因喉患而引动惊风者亦不少，若不定看法治法，症兼惊风者，必至临时慌张，惊兼疳疾者，必至调理失宜。因述如下，其兼惊风，四肢抽搐而厥者，大便秘结，属痰热，仍用乾方，加鲜石菖蒲一钱，真琥珀四分，朱砂拌茯神六钱，金簪一支约重五钱，擦去油腻同煎，频饮。先用六神丸五粒或十粒，谅儿之大小，定丸数之多寡，化开灌下。若一日数厥者，肝风鸱张，非熄内风不可。即加川蝎尾三条，酒洗，合前药同煎，服之即能定风，否则热深厥深，恐有厥而不返之险。若兼脾滞，方内加炒枳壳六分，炒莱菔子一钱五分。若系中恶，亦服六神丸。如素患疳者，须俟喉症愈后，用芦荟肥儿丸或肥儿丸两方，择而治之。疳愈后，再服参麦茯苓粥调理补之。如喉症方盛，自痢清谷，手足厥冷，此慢惊正脱之候，至此内热内痰均无，喉间即有痰声，亦是虚痰，即停乾方，用保赤扶元汤，煎浓服之。不效，即服理中定风汤，以痢止为度。如服药痢不止，难治。总之，幼孩喉症，兼急惊者，邪盛而内蒙也，兼慢惊者，邪去正欲脱也，均为危候。外治之法，悉同常人，不多述也。

面部部位名目图

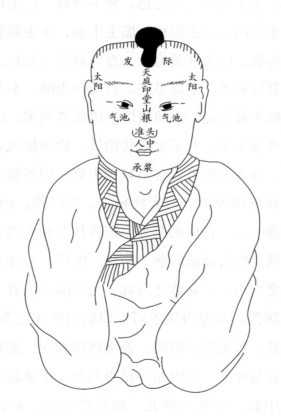

面部内应五脏图

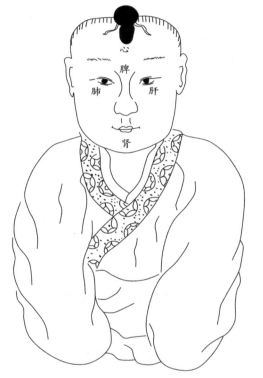

　　此图专为小孩而设，看面部气色，定脏腑病证，与《内经》所定面部名目稍别。经文天庭为阙，印堂为王宫，准头为名堂。蕃蔽此图未载，蕃即颊也，蔽即耳也。古人不剃须，颐下名目故阙。

虎口三关纹图

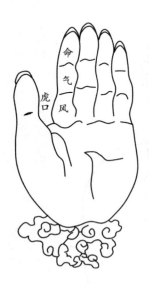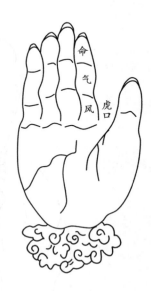

小孩三四岁以内，脉不应指，虚实难分，定虎口三关脉纹，以察各种病证。看纹形之长短斜正，辨纹色之青黄红白黑紫，何脏何腑何病，一目了然，实为看哑科之犀烛。若在五六岁以外，须兼诊寸关尺脉，其诊法以一指切之，因小孩骨节短小，不能分部也。

咽喉各症原委论

咽喉地位最狭，本可不分名目，扼定虚实寒热，循途施治，亦必效如应响。惟不正其名，学者茫无着手。因酌定咽喉各症名目，某症生在某位，若何形象，由何经所发，逐一详细载明，俾阅者一目了然。

帘珠风 一名白缠喉风，生于关内左右。初起红肿，渐成白块白点，腐满如网油挂布喉间，腐上或罩灰黑色。小舌红肿，或起白点，主上盛下虚，浮火夹疫邪而成。

烂喉沙风 生于关内，不分左右，满喉皆烂，兼发瘟痧者是。由伤寒或温热之后余毒未尽，脾经积热，上炎肺经而成。

双单乳蛾风 生于咽喉两旁，状如蚕蛾，双轻单重，或红或肿或腐烂，逐渐胀大，必致气闭，由肺胃郁热，感受时邪而成。

白色喉蛾风 生于关内，或左或右，亦不暴肿，但成蛾而不溃。由肝火煎灼，老痰瘀凝聚积而成石蛾风症同。

烂喉风 生于关内，不分左右，满喉皆腐，疼痛妨食。由肝胃热毒结聚，外感时邪而成。

走马喉风 生于关内，或左或右，陡然暴肿，立时气闭，甚至项外皆肿，疼痛妨食。由肝脾郁火积热，风邪外客，引动内伏热气，上蒙清空而成。

锁喉风、缠喉风 生于关内左右，红肿疼痛，甚则气阻不通。由肺失清肃，胃失通调，膏粱煿炙之毒熏蒸肺胃，迭加外袭风邪，蒸热酿痰，上壅咽喉，清浊不得升降而成。

鱼鳞风 生于帝丁之下，左右皆有。初起微肿，渐成白点，日久变成鱼鳞，纳食喉痒作呕恶者难治，其鳞向下者是，切忌刀针。由风热引动心火，肺胃痰热不得下行而成。

单双松子风　生于胃脹之下，左右俱发者为双，一边者为单。与鱼鳞风相似，所别者，其鳞向上。初起红紫如粟米形，逐渐肿大如松子，腐后最怕起鳞，咽物作痒作呕。颇非易治，切忌刀针。左属心火，右属肺热，兼夹风痰而成。

双单咽口风　生于帝丁两边或一边者，关口上腭红肿疼痛，不能吞咽，甚有小舌挤在一偏，或大舌不能转动。由胃经火毒夹风痰而成。

龙口含珠风　生于帝丁两旁，或大舌尽根，或喉关上腭。发一紫血小泡，顷刻肿大，妨碍呼吸，若不急于刺破，咯出紫血，立时不救。由饮食燔炙过多，肺胃毒火上炎而成。

匝舌喉风　生于关内上下两旁近小舌处，微肿，或紫或红，外脸亦漫肿，舌卷，语言不清。由肺肝积毒，风痰内客廉泉而成舌下穴也，主任脉。

喉瘤风　生于关内，或左或右，头大根小，但肿淡红，遇劳则发，遇逸则平。由恼①怒伤肝，或多言损气，水不涵木，木火上升，煎灼老痰而成。

喉菌风　生于关内，或左或右，其状如菌，色红，逐渐延大。由肝火夹胃热而成譬如潮热地上，往往生菌，病与物一

----

①　恼：原作"脑"，据文义改。

理也。

喉痈风　生于关内，或左或右，或两边俱生。初起红肿疼痛，根漫顶大，逐渐腐烂成脓。由肺脾积热，上攻而成。

喉癣风　生于关内，不分上下左右俱有。小瘰密布，微痛不甚，吞咽作梗，但红不肿。由少阴肾水不足，君相失涵，上熬肺胃，津液不克上供咽喉而成。

还食风　生于关内左右，并无小瘰，亦不浮肿，或不红或微红，但觉喉间作梗。初起妨碍饮食，日久虽饮汤水，亦觉格格难下，若纳食作呕则难治。由伤寒大汗之后，或湿热沃焦津液而成。

体虚喉风　生于关内左右，或红或淡，或微带紫色，烂瘢①不作肿，不剧痛者是。由阴虚火旺，或伤寒温热之后津液耗损而成。

落颈喉风　不分左右，其肿痛腐烂，皆在颈内，喉中并不现形，最为恶候。致病之源，其因有二：一因正虚邪盛，蒙蔽脉络，不及透至部位而发，正如弓力不足，箭不及靶而止是也。一因各种喉症不及清透，或误表，毒气散漫，渐至下陷项颈而成。

蜂房风　生于喉内两旁。初起红肿，渐腐成片，日久片内变成小孔，出有臭气，症属难治。由思虑伤脾，恼怒

---

① 瘢：原作"班"，据文义改。

伤肝而成_{乾方加枸橘叶}。

小舌名曰帝丁、帝中，又名悬雍垂，专属胃经。小舌烂者，名帝中结毒风。由脾经膏粱火毒熏蒸肺胃，或杨梅广疮之后，余毒未清上窜而成。

帝中飞扬风 小舌强梗，或长出寸余，外裹白衣，或腐或烂，妨碍饮食。由肝胃二经火毒飞腾而成。

帝中樱桃风 初起小舌尖渐肿，逐粗，形如樱桃，或红或紫，疼痛腐烂。由多食厚味燔灼之毒，酒醴蕴热，聚于胃经而成。

帝中弛软风 小舌忽变白色，其舌下垂，痿软而大，吞咽作梗，呼吸觉气闷不利。初则干饭难下，继则糜粥亦觉梗格。由酒客伤中，胃气惫败，或杨梅广疮余毒而成。

口舌各症原委治法论

口为运粮之要道，舌为御侮之外隘，若不布置得宜，必至饷源告乏，要隘被踞，往来呼吸不通而后已。兹将口舌各症录之如下，俾胸有成竹，免得临时失措。

莲花风 又名舌菌风，生于大舌中间。初起红肿如豆，渐大如菌，腐烂无皮，若成莲花形、鸡冠形，口流臭津，或患上血出不止者，不治。由心火夹风，或思虑伤脾，燔灼之毒留踞而成。出血先用止衄丹，并用北庭丹点之。俟患化平，用金珠对配丹收口，内服乾方。若午后身热痛甚，坤方间服之。

紫胀风 生于舌上，满舌皆紫，胀硬疼痛，伸缩不便，妨碍饮食。由心火血热，胃经酒毒上逼而成。先用好大黄磨浓汁含之，咽下不妨。外敷千金硝盐散，内服乾方，加枳椇子三钱，自然肿退，小儿不必加。

舌疔风 生于舌下，初起紫疱，坚硬疼痛，寒热交作，颇属险症。由心肝火毒而成。内服乾方，去钩藤、秦艽、海蜇，加真毛茹菇二钱，紫地丁三钱。神昏加琥珀六分，并服六神丸十粒，化开徐徐咽下，外敷千金不换丹。如肿甚，北庭丹点之。神昏谵语，毒已走黄，难治。

重舌风 生于舌下，左右中央俱有，两边生者为雀舌。初起舌下生一紫块，逐渐长大，以致正舌不能转动。由心脾蕴热上冲而成。内服乾方，外敷千金硝盐散，或患上微针出血。

木舌风 生于舌上，红肿木硬，伸缩不便，妨碍饮食，由心脾热积而成。内服乾方，外敷千金硝盐散。

弄舌风、吐舌风 弄舌时时摇动，不自知觉，烦热唇焦，由心脾热积。吐舌者，舌在口外不收，面红烦渴，心经有热而成。此症小儿居多，俱服乾方。

舌衄风 生于舌中，或前半。初起紫色细疱，溃后变成针头细孔，孔中血水泉涌，或紫或红。由心火妄动，逼血上行而成。内服乾方，去秦艽、海藻，加侧柏叶五钱，小蓟三钱，外用千金不换丹与止衄丹合而搽之，自然血止。

舌下痰包风 生于舌下，结肿绵软，痛胀妨食，由脾胃痰火而成。内服乾方，患上用铍针破之，挤去痰涎，敷以千金不换丹，未破用千金硝盐散。

口糜风 生于口内，不分左右。初起身热，渐见白点，腐烂红肿妨食，甚有延至咽喉者。由膀胱湿热，熏蒸胃口而成。内服乾方，去海藻、秦艽，外吹千金不换丹。伤寒湿温之后，亦有此症。若病后阴虚，糜烂不大痛，色淡红者宜服坤方。

雪口风 满口皆生，小儿患者居多。初起斑点如雪，布满两腮，渐至上腭舌上，均点点如雪，甚者作痛，延及喉间，由胎毒心脾积热而成。内用乾方，去海藻、秦艽，外用新青布蘸普洱茶揩去白点，再搽千金不换丹，加硝盐散。

颊车风 生于上下牙床尽根之中间，或左或右。初起红肿疼痛，结核如豆，甚则牙紧不开，轻则咀嚼不便，由肾胃两经风火而成。内服乾方，去金银花、川贝，加羚羊角、薄荷，外敷千金不换丹。

牙龈风 不分上下，内外俱生。初起牙框肉红肿，齿痛彻心者，发于外者轻，发于内者重，由肾火胃热熏蒸而成。内服乾方，外敷千金不换丹。

牙疔风 不分上下内外，生于牙缝之间。初起寒热交作，牙齿疼痛，疮形如粟，红紫坚硬。若麻木漫肿腮颏，神昏者凶，由胃经火毒而成。即服六神丸十粒，再服乾方，去钩藤，加毛茹菇二钱。神昏再加西琥珀屑六分，银针刺至见血为度，点以北庭丹。拔毒肿消，敷以千金不换丹。

牙痛风　不分上下牙床皆生。或一处红肿，或满牙床红肿，或在内牙床，或在外牙床，治法皆同。均由胃经热毒夹风邪上攻而成。内服乾方，外敷千金不换丹，脓热针之。

重龈风　上下均可为患。初起牙根肉浮肿，逐渐成疱而亮，胀痛妨食。小儿多生此患，由胃热胎毒而成。内服乾方，并用三棱针破之，外敷千金不换丹。

钻牙疳风　生于牙根，不分上下。初起齿痛，牙根肉内忽透一骨，似牙尖锐，疼痛异常。由肝胃积热而成，小儿多生之。内服外敷，悉照牙疳治法，惟宜兼服离骨丹，用铍①针破开牙肉，起出顽骨。

上腭风　生于上腭，或左或右或中。初起红肿，渐胀成脓，久溃七窍流脓，寒热②交作者凶。以上腭中间有两窍，名金津、玉液，主肺胃两经，呼吸清气，灌注津液，与七窍相通。日久延至鼻中、耳中，流出臭脓，两目塌陷者，至此不治居多。由心脾二经积热，或三焦风火而成。先服六神丸十粒，再投乾方，便结加瓜硝，体虚兼服坤方。腭上暴肿，千金硝盐散消之，已溃千金不换丹敷之。

---

① 铍：原作"披"，据文义改。
② 热：原作"照"，据李定魁石印本改。

走马牙疳风 生于上下牙根。初起疼痛腐烂，臭秽不堪，色黑坚硬，齿落穿腮者凶，用药黑腐不脱、肿势不束者凶。由疹痘之后余毒，或伤寒温邪之后积热，夹肝肾相火熏灼胃口上逼而成。先服六神丸十粒，再服乾方，加真芦荟一钱五分，羚羊角一钱_{磨冲}，生石膏六钱，薄荷八分，方内犀角亦用磨冲。大便秘结，加瓜硝三钱，金汁一两。其人体已虚者，兼服参麦茯苓粥，间服坤方，标本并治，庶无贻误，否则恐剑阁苦拒，阴平不复汉有①矣。患上黑腐不脱，漫延无定，九针出血，即用赤霜散与北庭丹合而敷之。黑腐脱后，仍宜千金不换丹敷之。总之，服药后口臭渐减者，敷药后腐脱肿束者，是为吉兆，不应则不治。

骨槽风 一名牙义风，一名穿腮风，生于盘牙尽根处。初起牙疼，漫肿坚硬，连及腮颊，时觉骨间酸楚，牙紧不开，穿腮齿落，生骨者凶。由三焦胃经积热，兼夹毒风而成。病属半阴半阳，颇非易治。先服六神丸十粒，再服乾方，加炒僵蚕二钱，白芥子一钱五分。腮颊肿势坚硬，或已成脓，俱宜阳和汤，加角刺六钱，炒穿山甲片、生绵芪服之。出脓后，除角刺、甲片，日服勿间。已成脓管或生多骨者，兼服离骨丹。疮口吹以推车散，其骨自脱，其管自褪，再用神火灵丹生肌。若口内用珍珠生肌散收口，首尾均贴阳和膏。口内治法，与牙疳同。愈后亦宜

---

① 剑阁……不复汉有：三国时，姜维苦守剑阁主道，却被邓艾从阴平抄小道直取成都灭蜀。这里指不能一味治本而忽略其他症状的危害。

多服阳和汤，以祛余邪而培本元。按骨槽风，古书屡称不治，然治之得法，即见凶象，亦可瘳者。考此症之难愈，患于多骨不出，脓血淋漓，累年经月气血消磨迨尽而后已。有用手法去其顽骨，往往旋去旋生，仍难获益。因去骨而血出不止，坏事者亦多，慎之。惟予所制离骨散，投无不效，经治未有不愈。于知凡事虽由天命，然人力亦可挽回也。

唇风 生于下唇居多，上唇亦有患者。初起色红浮肿，破后出水，时痒时痛。满唇点点白屑，唇肉不时抽动，由胃经风火而成。服乾方，外用千金不换丹，黄柏煎浓汤，加白蜜调搽。如肿在一处，如米如粟，或红或紫，或麻木或大痛，则是唇疔，切勿误治。即服六神丸十粒，乾方去钩藤、秦艽、海藻、海蜇，加毛茹菇、紫地丁、野菊花叶服之。即针患上出血，点北庭丹，外用膏盖，追出毒水，再用神火灵丹拔毒收功。

咽喉看治总论

喉风诸症，初起必发热头痛，或咳呛唾痰，鼻塞流涕，甚者寒热交作，口干渴饮，大便秘结，小溲短赤。或一二日后，或四五日后，喉间必先觉疼痛，渐见肿象红色，暨现紫色，由紫变成黄腐，由黄腐变成白腐，由白腐变成灰黑腐，见黑腐者不易治。凡喉症见腐，不论何色，表症已退，里热居多。用药后黑腐转白，或白腐转黄，即是松机，余类推之，反是则为病进。临症不可疏忽，细心阅之。

遇有前项症象，不论何名，即服乾方，日投一剂，甚者日投两剂。喉间肿胀欲闭者，先用六神丸十粒，开水一茶匙化烊，徐徐咽下，不可一气吃完，其肿立消。如痰声如锯上壅者，亦宜先用六神丸化服，或先用猴枣五厘冲服，外用八宝通关吹药，频频吹之，以免立时气闭之危。再投乾方，以清透热邪，外吹俱用千金不换丹。如肿甚痰甚腐甚者，用八宝通关散六分、千金不换丹四分吹之。吹后，须问病人喉间觉有凉气否，以知凉气为药力到也。大旨千金不换丹吹之不觉凉者，即换八宝通关散吹之；逾时再不觉凉，再换珠黄猴枣散吹之；逾时再不觉凉，恐毒已内陷，治难获效。必须先与病家说明凶兆，再行尽吾心力，免得受谤。然吾辈以救人为心，宁可治而无功，岂肯听之不救耶。

吹药之法，以三筒为度，左右中也。日吹三四次，吹后令病人闭口一分钟，再行开口向下，令毒涎浊痰流出，愈多愈妙，不可吞下为要。凡病治之数日后，肿势渐消，毒腐渐化，舌苔薄黄，不垢腻，寒热已退，可服坤方，以养阴清热。不宜早投，恐有毒邪未尽，所谓炉烟虽熄，灰中尚有火也。若喉间腐带灰黑色，条条如白网油而干者，此帘珠白缠喉也。服乾方一二剂后，舌苔不垢腻，急服坤方，以白缠喉由于平时火气，或燔灼之热先伤肺阴，加以时令温毒而发。若不标本并治，则邪未尽去而正先拨，娇嫩之脏必至腐烂。甚有喉间诸恙渐愈，日唾黄白物，如老痰者数块，带有腥气，此肺叶被热邪熏蒸成腐而出，至此百无一治。而不知肺之烂，由于胃之蒸；胃之蒸，由于肾之炎。二经之热炎无制，实误于不兼养阴。总之喉间黄腐，多投乾方，如见白腐，多服坤方，是一定至理。若唾一二块，即用坤方，加真人参一钱，蛤粉炒阿胶一钱五分，冰糖炙煅石膏四钱，日服两剂。另用大甜杏仁同冰糖打如泥，开水冲化，隔汤微炖，滤去渣渍，将杏酪频饮代茶，以多为妙，或有一二可救。考五脏惟肺叶腐烂，治之得法，尚可复生小叶，然迟则不及矣。喉症在七日以前，即吐黄白如脓老痰，毒腐居多；在七日以外，肿消腐脱之后，肺叶腐烂宜防。两者判若天壤，临证细察毋忽。若落颈喉风，但觉颈内疼痛，喉间不现形者，最为恶候。多服乾方，多吹灵药，令病人徐徐吞下。一二日后，或疼稍减，或喉间现形，是为吉兆。如先因肿烂逐渐落颈者，非表散毒邪之误，即正虚毒陷之由。乾方加好参须一钱投之，以固正托邪，希冀收其涣散之邪，透其锢闭之毒，以望万一。

若喉癣风、还食风、体虚喉风，只服坤方，或再加重阴药，小舌症治亦同。惟兼结毒者，乾方加土茯苓，并服结毒紫金丹；兼酒毒者，乾方加枳椇子。弛软风，胃气已疲，须加人参，以益胃气。孕妇各种喉症，仍守定乾坤两方，至加减之法，悉照前论，细心考究。小儿喉症，仍宜守定乾坤两方，加减悉照前论。外治法，则悉同。如患者牙关紧闭，煎药吹药均不得入，即用水梅丸一个，频频擦牙，并将六神丸如法化开，徐徐吞咽。或针阳明颊车穴，或水沟穴，或用艾丸如小绿豆大，灸数壮自开。至于腐脱后，统以千金不换丹与四宝丹对配，名金珠对配丹，拔毒生肌。调摄禁忌，尤宜加意于饵药之先。

咽喉口舌险症

双单松子风，双单鱼鳞风，双单咽口风，帘珠白缠风，落颈喉风，匝舌喉风，走马喉风，锁缠喉风，龙口含珠风，走马牙疳风，重舌风，木舌风。

咽喉口舌不治症

喉瘤风，喉菌风，还食风，喉癣风，帝中弛软风，舌中莲花风。

善　候

神清气爽，身热不壮，口润不渴，音朗不喘，寤寐两安，不惊不怒，指甲红明，纳食知味，溲便如常，或溏或赤，鼻通不塞，喉润不干，投剂热解，吹药腐脱。

恶　候

六脉沉细，四肢厥冷，汗出如油，痰声如锯，气急痰壅，胸闷胁痛，喉哑唇黑，舌卷囊缩，鼻煽口开，项肿牙紧，两目直视，角弓反张，循衣撮空，呓语呢喃，鼻血咳血，随饮随干，服药二便不通，未服药先泄泻，吹药喉间无痰，吹药肿腐不去，不药白块自落，行针十指无血。

喉症十忌

一忌房劳，二忌恼怒，三忌当风，四忌烘火，五忌烟酒，六忌油腥，七忌煎炒，八忌鲜发，九忌酸辣，十忌甜腻。

针灸图说

古人治病，以针灸为上工，《灵枢》最称详备。后因切穴非易，失之毫厘，有千里之差，渐改汤丸散等法，以代针灸。相沿既久，针科真传尽失。近时虽有针科，询之经络茫然，询之穴道亦茫然，不过为糊口计，非真能生死肉骨也。行针有补泻上下之分，均赖手法，摄、退、搓、捻、留、摇、拔之间辨别之，稍一不慎，贻误匪轻。今酌定治喉数穴，绘图便查，不拘手法，见血为度。亦不能过深，以伤卫气。或药力不及，或贮药已罄，用此以备救急。

针灸主治说

行针为肿喉开闭而设，溃后勿施。喉间暴肿，针少冲、少商、中冲。双单乳蛾，针少商。上腭近喉关起血疱，针百会、前顶、后顶三穴。口张不利，牙紧落架，针颊车穴。中风口噤，牙关不开，及小儿急惊，针水沟穴，牙紧针之即开。紧喉风，风痰上壅，牙关紧闭，并中风中恶，昏扑不省人事，针中冲、少商、商阳、关冲、少冲、少泽六穴，气血流通，立时应效，真能起死回生。惟切穴宜细心，稍偏即难应手也。

针灸穴图

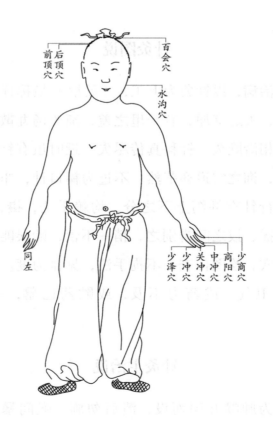

百会穴　督脉经，在顶中央前后，以耳尖为准取之。

前顶穴　督脉经，在百会穴之前，行一寸五分取之。

后顶穴　督脉经，在百会穴之后，行一寸五分取之。

水沟穴　督脉经，在人中近鼻孔之中陷处取之。

颊车穴　足阳明胃经，在耳垂下开口有陷处者取之。

少商穴　手太阴肺经，行三阴之上，在手大指侧端内甲角，去爪甲如韭叶许。

商阳穴　手阳明大肠经，行三阳之上，在食指内侧端，去甲角如韭叶许。

中冲穴　手厥阴心包络，行三阴之中，在中指内侧端甲下，去甲角如韭叶许。

关冲穴　手少阳三焦经，行三阳之中，在四指外侧端甲角，去爪甲如韭叶许。

少泽穴　手太阳小肠经，行三阳之下，在小指外侧端外甲角，去爪甲如韭叶许。

少冲穴　手少阴心经，行三阳之下，在小指中端，去内甲角如韭叶许。

凡十一穴应病行，除督脉经穴外，左右皆同。百会、前顶、后顶、颊车、水沟各穴，用毫针，余穴均用三棱针针之。

卷　下

汤　药　类①

自制乾方

专治喉口各症，不论肿溃，轻则日服一剂，重则日服两剂。毒邪渐解，接服坤方。

香犀角六分，磨冲，入煎则用一钱，绵包先入煎　淡海藻三钱　鲜生地五钱　西秦艽一钱五分　赤芍药二钱，酒炒　嫩钩藤三钱，迟入　京玄参四钱　陈海蜇一两，漂淡　净银花三钱　人中黄三钱，煅成性　川贝母三钱，去心　飞滑石四钱

如怕风，表症甚者，加羚羊角、苏薄荷；热甚者，加石膏、知母；胸膈不通，加炒枳壳、炒莱菔子；热痰壅盛，加炒僵蚕、鲜竹沥；便结，加瓜硝金汁或清宁丸；小便不通，加车前草或灯草；结毒，加土茯苓；酒毒，加枳椇子。孕妇减香犀角、飞滑石，赤芍换白芍，加鲜石斛。如痰热内蒙，犀角亦可用，所谓有病则病当之。用鲜梨汁三两，分冲为引。

自制坤方

此方专治喉间各症，肿势渐消，起白如腐而干，或灰

---

① 汤药类：原脱，据目录补。

黑色，即服此方，甚则日服两剂。

　　大生地八钱　湖丹皮二钱　大麦冬六钱，去心　香犀角六分　大白芍三钱，酒炒　苏薄荷八分　鲜石斛六钱，铁皮者佳　煅中黄三钱　京玄参六钱　净银花三钱　川贝母三钱，去心　陈海蜇一两，漂淡

　　如胸闷舌腻，去大生地，换鲜生地，加减悉同乾方，仍用鲜梨汁为引。

自制坚阴汤

　　凡遇喉症，大便不通，固为恶候；未服药，大便如注，亦为危候，方书指为不治。予定坚阴汤并截流丸，均固其下焦关闸，不碍咽喉，宜间服之，并能治各种痢疾，效验异常。

　　小川连六分　北秦皮一钱五分　川柏炭一钱　炒白芍二钱，酒炒　白头翁一钱五分，绵包　车前子一钱五分，绵包

　　如治水泻，不必加味。如治痢症腹痛，加煨木香一钱，盐水炒。胸闷，加紫厚朴一钱。

加味芎归汤

　　专治横生逆产及交骨不开、胎死腹中等症。只服头煎，连服数剂，约人行五里即产。屡试神方，慎弗轻视。

　　全当归八钱，酒炒　抚川芎四钱　元武板手大一片，醋炙，研末　明血余四钱

　　上药四味，用河水两碗煎成一碗，沥去渣滓服之，令

产妇安睡即生。

独参汤

专治气竭血脱，各种虚危病证，有济困扶危之功。

真人参五钱，若无力之家用高丽参八钱代，如再无力用绵嫩黄芪一两五钱或二两代

上药切薄片，入盖碗内，用开水一茶杯，隔汤炖一炷香，频频饮之。如治各种血脱有瘀者，加童便一酒杯，冲入同服。

清魂汤

专治产后恶露未尽，血虚肝旺，内风暴举，发为眩晕，不省人事者，即宜服之。

真人参一钱，另炖冲　黑荆芥一钱五分　泽兰叶三钱　炙甘草八分　抚川芎三钱

上药用河水两茶碗，煎至八分一碗，冲入参汤同服，或加乌梅肉六分亦可。

自制保赤扶元散

专治幼孩腹中水泻不止，完谷不化，脾肾两虚，关闸滑脱，内风欲动，将成慢惊。

人参须一钱五分，另炖冲　熟枣仁一钱五分　益智仁一钱，煨，盐水炒　炒白芍一钱五分，酒炒　真于术一钱五分　白茯苓三钱

糯稻根须六钱，陈皮一钱为引。

理中定风汤

此方助气补血，却病回阳。专治小儿精神已亏，气血大坏，形状狼狈，瘦弱至极，皆可挽回之。如法浓煎，频频与服，参天救本之功，有难以尽述者。

大熟地五钱　全当归二钱　山萸肉一钱　枸杞子二钱炒白术三钱　炮姜炭一钱　潞党参二钱　炙甘草一钱　熟枣仁二钱，炒研　上肉桂一钱　破故纸二钱　炙绵芪二钱

加生姜三片，红枣三枚，胡桃两个，打碎为引。仍用灶心土二两，煮水煎药，取浓汁一杯，加附子五分，煎水搀入，谅儿大小，分数次灌之。如咳嗽不止，加蓿壳一钱，金樱子一钱。大热不退，加白芍一钱。泄泻不止，加丁香六分。只服一剂，即去附子，止用丁香七粒。隔二三日，只用附子二三分，盖因附子太热，中病即宜去之也。如用附子太多，则小便闭塞不出。如不用附子，则沉寒脏腑，固结不开。如不用丁香，则泄泻不止。若小儿虚寒至极，附子又不妨用至一二钱。此所谓神而明之，存乎其人，用者审之。此方乃救阴固本之要药，治小儿慢惊，称为神剂。若小儿吐泻，不致已甚，或微见惊搐，胃中尚可受药，吃乳便利者，即服此药，一剂而风定神清矣。如小儿尚未成惊，不过昏睡，发热不退，或时热时止，或日间安静，夜间发热，以及午后发热等症，总属阴虚，均宜服之。若新病壮实之小儿，眼红口渴者，乃实火之症，方可暂行清解。但果系实火，必大便闭结，气壮声洪，且喜多

饮冷茶水；若吐泻交作，则非实火可知矣。此方补造化阴阳所不足，实回生起死有神功。

阳和汤

专治外症，半阴半阳，或纯阴症。不论已溃未溃，并宜服之。甚则日服两剂，其神效有不可思议者。

大熟地一两　紫肉桂一钱，蜜炙，去粗皮　净麻黄五分，去节，泡去白沫，同熟地打如泥　炮姜炭五分　鹿角胶三钱，另化冲　白芥子二钱，炒

上药用水两碗煎一碗，温服。此法妙以麻黄得熟地不发表，熟地得麻黄不腻膈，神用在斯。

一漱汤

专治各种牙痛，不论风火虫痛，并皆治之。

川花椒一钱　北细辛一钱　香白芷一钱二分　青防风二钱

上药用水一茶杯煎八分，漱之，频含频吐即止。

丸　方　类①

六神丸

此丸专治时邪疬毒，烂喉丹痧，喉风喉痈，双单乳蛾诸症。茶汤不能进者，每用十丸，以开水化开，徐徐咽下，无不立效，重者再进一服。并治疔疮、对口、痈疽、

---

① 丸方类：原作"丸方"，据目录及前后体例改。

发背、肠痈、腹疽、乳痈、乳岩一切无名肿毒，兼治小儿痰急惊风、肺风痰喘。危在顷刻，开水化服十丸，其效如神。此方苏州雷允上秘已数世，屡用屡验。予性好施药，遍访此方不得。前丙申年，有友人赠余抄本破方书一册，翻阅忽睹此方，不胜欣喜。所谓踏破铁鞋无觅处，得来全不费工夫，殆天意非人力也。

关西黄一钱五分　上辰砂一钱五分，须镜面劈砂　杜蟾酥一分五厘，烧酒化　粗珍珠一分五厘　当门子一分五厘　百草霜五分为衣

上药共研细末，米浆为丸，如芥菜子大，以百草霜为衣，每服五丸、七丸、十丸不等，视病势轻重服之。磁瓶收贮，勿使泄气，慎之。

自制芙蓉截流丸

专治未服药腹中水泻，并各种气痛、腹泻等症。用饭蒸荷叶煎汤，吞一丸。气痛用广郁金煎汤，吞一丸。甫吞勿饮浓茶。

清膏烟三钱　陈米饭三两

上药二味，共捣如泥，匀搓六十丸，晒干听用。

水梅丸

专治中风痰厥，牙关不开，用此擦之即开，并治喉痹、乳蛾。每用一丸，含咽津液，吐出恶涎立愈。

大青梅二十个　净食盐十二两　猪牙皂三十条　块明矾三

两 　桔梗二两　 白芷二两　 防风二两

上药共研细末，拌匀，和青梅装入磁瓶，愈陈愈佳。

结毒紫金丹

此方治杨梅疮毒、喉症唇鼻破坏，并治一切结毒。凡毒气随经络而结，恐喉间小舌皆能结聚，故治咽喉。

龟板五两，炙焦，浸酒浆，肉再炙，反复炙之。涂酒三次，炙至焦黄为度，研细净末二两。龟自死为败，大者更佳　 石决明九孔者佳，以童便浸一次，用净末二钱　 真朱砂漂净末二钱，镜面大块者佳

以上共研极细末，烂米饭捣为丸，如绿豆大。每服一钱，用土茯苓八钱，生首乌四钱煎汤送下，余汤可代茶饮。若病在上，则饭前服；病在下，则饭后服；若满身筋骨痛，用酒服。

自制离骨丹

专治骨槽风，各种多骨疽，顽骨不出，老脓成管，每服三钱，自然骨出管褪。价廉物美，真至宝也。

刺猬皮一全张，连刺按新瓦上焙老黄色

研细末，用白糖炒米粉拌食，或用米浆泛丸亦可。轻则一张全愈，重则两张必愈矣。

芦荟肥儿丸

此方专治各种疳症，凡十五岁以外为痨，十五岁以内为疳。此由所禀之气血虚弱，脏腑娇嫩，易于受伤。或因

乳食过饱，或因肥甘无节，停滞中脘，传化迟滞，肠胃渐伤则生积，由积生热，由热生虫，渐成疳疾，消耗气血，煎灼津液。凡疳初起，则溺如米泔水色，午后潮热。日久肚腹膨胀，青筋暴露，面黄肌瘦，饮食或能食或不能食，皆疳成之候，即服此丸。如兼泄泻，须服肥儿丸。总之，积滞甚者，服芦荟肥儿丸，正虚者，服肥儿丸。此两方以去积杀虫为主，培脾养胃为佐，实治疳之妙方，去积即所以生新也。药味看之似猛而实和平，幸勿疑虑，放心服之。

五谷虫二两，炒　生芦荟一两　胡黄连一两，炒　川黄连一两，姜炒　银柴胡一两二钱，炒　扁豆二两，炒　山药二两，炒　南山楂二两五钱　虾蟆四个，煅　肉豆蔻七钱　槟榔五钱　使君子二两五钱，炒　神曲二两，炒　炒麦芽一两六钱　鹤虱八钱，炒　芜荑一两，炒　朱砂二钱，飞净　麝香二钱

上药共研末，醋糊为丸，如黍米大。每服一钱，米饮下。

肥儿丸

此方主治详上，体虚者服此丸。

真人参二钱五分　炒白术五钱，土炒　茯苓三钱　川黄连二钱　胡黄连五钱　使君子四钱，净肉　神曲三钱五分，炒　麦芽三钱五分，炒　山楂肉三钱五分　炙甘草一钱五分　煨芦荟二钱五分

上药共为末，黄米糊为丸，如黍米大。每服二三十

丸，米汤送下。

吹　方　类

吹喉千金不换散

专治咽喉一切诸症，并口内溃烂、牙疳等症，兼能提痰降火，去腐生新，毒尽收功之妙，屡试屡验，珍之宝之。小儿雪口、牙癥、白糜、痘疳并皆治之，奇效如神。

人中白五钱，煅成性　细柏末三钱　玄明粉三钱　白硼砂三钱　西瓜霜八钱，详制药法　明石膏六钱，尿浸三年取出，用黄连二钱煎汤，飞三次　腰雄精三钱　大梅片一钱　上青黛六钱真熊胆二钱

上药各选道地，戥准，净末和匀，研至无声为度。用磁瓶收贮，慎勿泄气，至要。

千金硝盐散

专治重舌、木舌、重腭，牙龈暴肿、咽喉暴肿等症，须时时敷之，并能消肿，如已溃烂勿用，恐大痛也。

千金不换丹一两　西瓜蜒蚰硝五钱　炒上白食盐二钱

共研细末，用磁瓶收贮，勿使受潮，受潮则化水也。

吹喉八宝通关散

治咽喉闭塞，痰声如锯，喉间一切诸症危在顷刻者，立能开关通窍、提痰、去腐、消肿，关开肿消，只用千金不换丹。

瓜制枪硝一两二钱　明雄精八钱　白玄明粉二钱　明硼砂三钱　真僵蚕三钱　真珍珠三钱　真熊胆三钱　大梅片一钱五分

上药拣选道地，戥准，共研细末，研至无声为度。用磁瓶收贮，勿令泄气受潮，受潮则化水，化水则无用矣。

吹喉珠黄猴枣散

此散治咽喉紧闭，痰涎上涌，立能消肿消痰，开关去腐，其功效与八宝通关散相似。此散价奢，修合非易。

瓜制枪硝五钱　真猴枣一钱　关犀黄一钱　真熊胆二钱　大梅片八分　真珍珠三钱

共研细末，磁瓶收贮，勿使受潮泄气，受潮则化水，慎之慎之。

吹喉珍珠生肌散

治一切喉症，腐去孔深及不生新肌等症，用此丹加入千金不换丹，自然生肌长肉，平口收功。应加多少，量烂瘟之大小深浅为定。譬如烂瘟深大，则生肌散六分，千金散四分；如兼拔毒收功，千金散七，生肌散三，庶无留毒。此散不能独用，只能襄①用，以此散专主生肌而无拔毒之功也。

好龙骨三钱　真象皮三钱　赤石脂三钱　真珍珠一钱

上药共研极细，至无声为度，收贮听用。

---

① 襄：原作"镶"，据文义改。

赤霜散

专治走马牙疳，延烂穿腮危险之症。

大红枣一枚　大梅片一分

先将红枣去核，嵌入红砒，如黄豆大一粒，外用湿纸扎好，放炭火上，微微炙至枣上白烟将尽，即取出闷熄，置泥地上一夜，以出火气。再将梅片加入共研细，吹患处，速效如神。若久烂之孔，亦能生肌捷速也。

自制止衄散

凡刀误用致血出不止，并舌衄等症，以此吹之。

蒲黄一钱　建青黛一钱　滴乳香一钱，去油　净没药一钱，去油　真血竭一钱　明硼砂一钱

研极细，用少许吹入刀患处，即效。

北庭丹

专治舌菌、喉瘤、喉菌各种，点之渐消，并治疗毒，可以提毒成水。

番硇砂五分　人中白五分　瓦上青苔一钱　瓦松一钱溏鸡矢一钱

共捣匀，用倾银罐二个，将药装入罐内，将罐口严封，外用盐泥固封。按炭火上煅红，待二炷香为度。候冷开罐，将药取出，再加番硇砂五分，冰片一分，真麝香一分共研细末，磁瓶收贮，勿使泄气。用时先将磁针刺破舌菌，以少许点之，再用蒲黄末敷盖。

推车散

专治牙痈、骨槽风并各种多骨者，吹入神效。

推车虫一名蜣螂，炙，研细，一钱　干姜末五分

共研末，每用少许吹入患处孔内。若孔内有多骨，次日不痛而骨自出。凡吹过多时而无骨出者，则知内无多骨也。

锡类散

专治咽喉腐烂，疼痛不能下食。吹少许，其效如神。

象牙屑三分　真珍珠三分　壁钱二十个，须在墙上者佳　大梅片三厘　西牛黄五厘　飞青黛五厘　人指甲五厘，男用女甲，女用男甲，不可错误

上药研极细末，分贮两瓶，勿使泄气。用时须分男女，勿误，慎之。

自制吹鼻通关散

治双单乳蛾，喉闭牙紧，吹鼻连连得嚏，喉闭能开，喉蛾能消，牙紧亦松。各种气闭均效验，神妙异常。

猪牙皂角一两，打碎　丝瓜子一两二钱　北细辛三钱　干蟾酥五分

先将牙皂、丝瓜子用新瓦文火炙干存性，共研细末。再加上好大梅片六分，杵匀，磁瓶收贮听用。

敷 药 类

自制三仙丹

专治烂肉未清，脓水未净者，自能去腐生新。

水银　明白矾研　火硝研

上药各等分，先将硝矾末研匀，入铁锅内，杵三小坛①，再将水银分置坛中，上覆大碗。周围合缝处，以棉皮纸捻粗条，用浆水浸湿，紧搔周围缝口，上用沙泥盖好，总之不令泄气。碗底上再压小秤锤，然后用炭火烧三炷香，先文后武，不可太旺，恐绿烟腾起，即无用矣。

神火灵丹

专治各种疮疡溃后拔毒收口，并治新久烂腿及烂皮疔等症，麻油调敷。

尿浸石膏五两，煨，尿浸愈久愈好　三仙丹八钱　漂净朱标五钱

上药共研细末，收贮听用。

食 补 类

八仙糕

此糕专治病后脾胃虚弱，食少呕泄，精神短少，饮食

---

① 坛：原作"潭"，据文义改。

无味，食不作饥，及平常无病或久病者，服之能健脾胃。

山药六两　粳米七升　人参六两　糯米七升　白蜜一斤
白糖二斤半　莲肉六两　芡实六两　白茯苓六两

上药五味，各研细末，再将粳糯米磨粉，与药末和匀。将白糖入蜜汤中炖化，即将粉药乘热和匀，摊铺笼内，切成条蒸熟，火上烘干，磁器收贮。每日清晨，白汤泡数条，或干吃亦可，饥时随用。服至百日，启脾壮胃，功难笔述。

参麦茯苓粥

专治津液不足及邪盛正虚，并宜服之。

真人参一钱　白茯苓六钱　麦冬五钱，去心

共研末，同白粳米一钟熬成粥，先以盐汤漱口，再食粥。

白及肺

专治肺痿、肺烂，甚效。

白叶猪肺一具　白及片一两

上猪肺挑去血筋血膜，洗净，同白及入瓦罐，加酒淡煮熟。食肺饮汤，或稍用盐亦可，或将肺蘸白及末食更好。

制 药 类

西瓜蜓蚰硝

用秋季老西瓜一个，切去盖上一片，挖去瓜肉、瓜子，内留瓜汁。再用蜓蚰一大碗，清水洗过，再加净皮硝二斤，或一斤半，与蜒蚰同入瓜腹内，仍将切下之盖盖上，周围用竹钉钉好，装入夏布袋内。挂于有风无日无雨处，下张磁盆，以接滴下之水。此水能成白霜，候干透，研细末，收贮听用。如瓜皮外有白霜亦须拐下，名曰冰雪，能治喉癣并喉风之轻者，用时亦加冰片少许。其瓜内之硝留存，至秋末，如法再入瓜内，加净皮硝半斤，蜒蚰半碗，仍挂有风无日无雨处。至次年取下，瓜内之硝可入药矣。一年者亦可用，不若二年之为妙也。

西瓜枪硝

用提净大块枪硝即顶好火硝一斤，杵碎如黄豆大。将西瓜外翠衣用刀切下，捣汁半钵头许，将枪硝浸入，以筷一把搅二三十转。待浸一夜，即将翠衣汁滤去，其硝再用翠衣汁浸没晒干。如此再浸再晒，或五次或三次，晒干听用。枪硝不用瓜制，吹入则痛。且西瓜翠衣，能降火消痰，制在硝内，而硝更灵矣。或将硝装入瓜内做亦可，惟第一次必照此法，待浸一夜，将汁滤去，再入瓜内可也。

炼人中白

取多年溺壶内底上所结起者为最，次则妇人溺桶内所结起者亦可。无论多寡，取大块放磁盆内，置屋上，任其霜压雨淋，风吹日晒。如此一二年，愈久愈妙。取下放新瓦上，以炭火炼红，烟尽为度，研细收贮候用。

尿浸石膏

用明石膏一大块，中间挖一孔，放于尿桶内，浸四年取出，洞中贯一绳，以便携取。外用有盖疏眼篾篮盛好，挂于急溜清水处。浸二年取出，煨透，研碎，飞净听用。最少尿浸二年、水浸一年，不得再少矣。

炼人中黄

将大毛竹筒一个，两头留节，凿一圆眼。用大粉草，不拘多少为末，填满为度。用生漆将眼封好，刮去竹皮，抛入大坑中，十年或六七年亦可。

药品炮制分量表说

用药宜知炮制，盖药有宜生用、宜炒用，宜镑用、宜研用，宜先煎、宜迟煎，宜重用、宜轻用。各因其性以定之，雷公论之最详。惟今者稍有不同，亦宜略为变通。立方分两，古无定法，以体质有强弱之分，地气有南北之异，屡付阙如，职是之故。然因此畸重畸轻而误事者，亦复不少。兹特将科内应用各药，注明炮制，点定适中分两，以为初学规范。至随时变通，则在立方时存乎其人耳。兹分两类：一本症药目，系症中应用之药，一兼症药目，系兼他症所用之药，庶阅者了如指掌。至于兼症表中之药，如无兼症者，万勿率尔用之。若表中不列之药，更不宜用，至要至要。

本症药目

羚羊角磨冲用一钱，镑煎用一钱五分，绢包先煎

苏薄荷用八分或一钱，多则一钱五分

嫩钩藤用三钱或五钱，须迟煎

西秦艽用一钱五分

鲜芦根用二尺，去节煎

飞滑石用四钱，绢包入煎

广郁金一钱五分

石菖蒲一钱或二钱，鲜鲜①，九节者佳

建兰花七朵，素心者更佳

建兰叶二张

川贝母一钱五分，去心，生用、炒用均可

制僵蚕一钱或二钱，炒黄用，此系辛凉本药，性虽散而可用

天竺黄三钱

夏枯草三钱，白花者佳，喉瘤、石蛾可煎膏服

鲜竹沥一两或二两，入姜汁少许

淡海藻三钱，漂净

淡昆布三钱，漂净

陈海蜇八钱或一两，漂淡

陈金汁一两

西瓜硝二钱或三钱

全瓜蒌四钱

丝瓜络三钱

鲜梨汁四两，分冲

---

① 鲜鲜：疑衍一"鲜"字。

甜杏仁捣浆，入药二两，代茶亦可，苦杏仁泻肺，不宜用

甘蔗汁三两，分冲，青皮者佳

人中黄三钱，煅成性

香犀角磨冲五分，入煎一钱，病重可加一倍，绢包先煎

京玄参三钱

淡竹叶鲜用二十片，去头尖，干用二钱

各种花露二两，分冲，如胎前热甚，用以代水煎药最好，且能安胎退热。如青蒿露、藿香露、玫瑰露、野蔷薇露、白花荷叶露、白荷花露、枇杷花露、谷露之类

湖丹皮一钱五分或二钱，炒用亦可

鲜生地四钱或一两

大赤芍一钱五分，酒炒

嫩石膏三钱或五钱，或生或煅，或冰糖炙或蜜炙

肥知母一钱五分或三钱，去毛，盐水炒

灯心草一束①，或用辰砂拌

车前草三科②

鲜石斛五钱或八钱，铁皮者佳

洋猴枣五厘，研冲

枸橘叶三十片

金银花三钱

洋芦荟一钱或一钱五分

---

① 束：原作"走"，据李定魁石印本改。
② 科：同"棵"。

莱菔子三钱，炒

炒枳壳八分，蜜炙

大生地三钱或六钱，或蛤粉炒

大麦冬三钱或五钱，去心

淡天冬三钱，去心

霍石斛三钱

西洋参二钱

陈阿胶一钱五分或三钱，蛤粉炒

吉林人参一钱，另煎

吉林参须一钱五分，另煎冲

兼症药目

白苎根四钱，洗净

紫苏梗一钱五分

淡黄芩一钱五分，酒炒

大腹皮一钱五分，洗

净朴硝三钱

西血珀四分或六分

柞树枝十寸

全当归三钱，酒炒

血余炭二钱或三钱

元武板五钱或一两，醋炙、酥炙均可

抚芎一钱五分

大桃仁一钱五分，去皮、尖，研

益母草三钱

黑荆芥一钱或一钱五分

泽兰叶三钱

清炙草八分

云茯苓四钱

云茯神四钱

川蝎尾三条，酒洗

小川连四分或六分

川黄柏一钱，盐水炒焦

白头翁二钱，绵包

北秦皮一钱五分

车前子三钱，绵包

煨木香一钱，盐水炒

真厚朴一钱，或蜜炙或姜汁炙

高丽参二钱，另煎冲

野於术土炒，二钱

新会皮一钱五分，盐水炒

糯稻根须一两

大红枣二个，湿纸包煨

酸枣仁三钱，炒

枸杞子二钱，盐水炒

破故纸一钱五分，盐水炒

山萸肉一钱五分，去核

炙绵芪三钱，多则一两，少则一钱

生绵芪三钱，多则一两，少则一钱

益智仁一钱，盐水炒

大熟地四钱，或砂仁拌炒

净麻黄二分或四分，先泡去沫，再入煎，同药煎

白芥子一钱，炒研

紫肉桂四分，去粗皮，蜜炙

炮姜炭五分

鹿角胶一钱五分，另炖烊冲

淡附子四分，甘草水漂

煨丁香六分

紫胡桃二个，打碎

老生姜二片

罂粟壳一钱二分，蜜①炙

金樱子二钱

伏龙肝四钱，即灶心土

毛茹菇三钱，切片明者佳

紫地丁三钱

鲜角刺三钱或六钱

野菊叶一两

枳椇子三钱

---

① 蜜：原作"密"，据文义改。

土茯苓_{六钱}

生首乌_{四钱}

穿山甲_{一钱五分或二钱，炒黄}

地黄功用分别论

《纲目》：地黄为上品之药，入水沉者为佳。功用分干生两种，干则补血，生则凉血，手少阴、手太阳二经药也。气味甘寒无毒，主治伤中，通血痹，填骨髓，长肌肉，除寒热，疗折跌绝筋，宜用干者。齿痛、吐衄、鼻衄、溺血、便血、通瘀血、凉新血、发血中表、解诸热，宜用生者。《纲目》云：生者尤良，捣汁尤妙。可见古时即分干生之用，既能捣汁，其为两种可知。至于熟地黄，系后世制成为滋补之用。近世所称鲜生地，即生地黄之根，其大如指，其长五六寸，功用甚大，治温热诸衄之要药，并能通十二经血脉，较生地尤妙。古之导赤散、犀角地黄汤，均用以泻热，今之学医者，竟不能分别。惟此物只数省种植，而数省中又只数处种植，如江西竟乏此品，如京师亦只驴马市西鹤年堂始备此品，余店均无。其所以害不胜言者，药肆无此物，往往以干地代之。然该店亦非有心之过，细诘店家，竟不能分为两种，相沿成风，不知误起何时，可慨焉！夫特将功用辨论，为业医者告。如无鲜生地，用铁皮鲜石斛代之亦可。

种鲜生地说

鲜生地既为温热症之要药，喉症为温热之一症，此品即宜种植，以资功用。历来病证，为二地之误者不一，喉症为甚。特再将种法详论之，俾各处布种，医生与药肆皆知所区别，得免误事，为病者幸。地黄产怀庆山中者佳，江浙壤地亦产之。种法择向阳平地一处，宽狭不拘，以沙泥堆积一尺余高，作平成为斜势，如北面一尺高，南须一尺五寸高，取建瓴之势，以流水也。将生地根密排于沙内，上罩薄沙二三寸，日洒水一次，待其发叶茂盛后，不必洒水，随时取用。至冬间或用稻草盖之，或取出用稻草拥护，至春暖再行如法布种。此物得冷湿即烂，宜藏于暖燥处也，或用子种亦可。

器具图说①

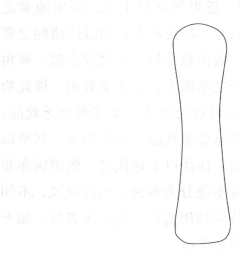

压舌式 备看喉压舌之用。或玳瑁或象牙制成，厚近

---

① 器具图说：原脱，据目录及前后体例补。

一分，长四寸五分官尺。

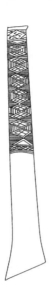

铍针式 备针各症之用，有长短两种。以纹银镶白铜制成，施于喉内，应长五寸官尺。

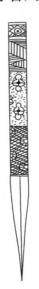

此三棱针式，其尖愈锐愈妙，纯钢制成，备浅刺之用。

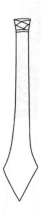

此剑针式，两边亦有锋，钢铁制成，备通脓管之用，取其迅速，痰包亦用此破。

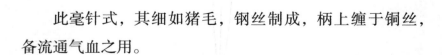

此毫针式，其细如猪毛，钢丝制成，柄上缠于铜丝，备流通气血之用。

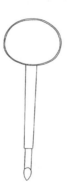

长箍式，备竹木丝谷片刺喉之用。此箍应长五寸三分官尺，钢铁制成。

自来风式，吹药所用。大小管共长三寸二分官尺，短管一寸九分，能收能放，白铜制成。

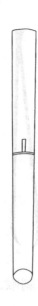

此喉枪外筒式，以纹银制成，能开为两截，将枪藏于内。

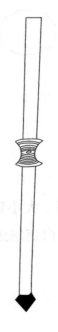

此喉枪式，纯钢制成，中间之机，备收放捺时之用。

喉枪，备初学之用，并为病者畏手法而设。故将利刃藏于筒中，患者不知即无退缩摇头，不致误伤他处。收放在手，出则锋露，收则不见，并宜制定捺出只露锋半分许，然究不宜轻用也。

白喉发明正误

洞主仙师原文 前论

白喉，古无此症，故少专书，世称难治，然非难也，未明其理耳。人但知肺之灼，而不知由于胃之蒸；人即知胃之热，而不知由于肠之寒。肠寒则下焦凝滞，胃气不能下行，而上灼于肺。咽喉一线之地，上当其冲，终日蒸腾，无有休息，不急治与治之不当，则肿且溃、溃且闭矣。治之之法，惟有以厚重之药镇其上层，如以巨砖盖鼎使焰不上腾；复以清凉之药润其次层，如以湿绵御炮使火不内射。极盛者，再扫除其中宫以抽柴薪，开通其下道以漏炸炭，医者之能事毕矣。夫自上至中至下，本有可通之路，而必开其旁门，反使四塞左矣。邪毒之内蕴火也，实烟也，寻常表邪轻烟而已，此则如蛮云毒雾，翁翁郁郁，一经表散，仅能纷窜于经络之中，而不能透出于皮毛之外，愈入愈深，有入无出。迨自知其误，翻然改计，不先追其药毒，而徒尽其当然，无益也。解表药之毒，春用蚕食过桑叶孔多者三片，夏用荷花蒂连须者七个，秋用荸荠苗稍黄者九枝，各寸许，冬用生青果核磨汁或打碎，五枚。不必拘定四时，但有现成鲜者可用即用之，加入养阴清肺汤中为引，一剂后照全方服，不加引。此症起时，发热者多，症之轻者，脉不甚洪实，初不见白。医者不察，往往误为风邪，用表药而热退，方谓有效也。及白点既见，而病已增重大半矣。至改服养阴一二剂而不见速效，又复反覆改图，一误再误，病其有不殆者乎？故认症既的，尤以守方为第一义也。吾谓风邪之症，亦宜清解，亦不宜于表散之过当，不外出而内窜，势易易也。且立意不用表药，则中下之医不能辨症于初起者，亦不致大误而杀人。

《玉钥》书中忌用诸药，出于明医手定，人嫌其选择之过泥，吾犹谓其征引之未全。细辛、升麻、桂枝、苏叶之不可用，固不待言；即僵蚕、蝉退、马勃等品，治喉家所奉为至宝者，皆杀人之具也。各宜守之如厉禁，视之如鸩毒，庶不误矣。查汪某之病，亦是白喉，药不误于前此之养阴，而误于后来之表散。况黄芩①一味凉入细窍，犹投炭于瓶而严塞其口，火虽灭而烟留，再以厚重之药并用而镇之，愈塞愈紧，非特不能交济其功，抑且相助为虐，其毒至死而不能出者，职是故也。至其女与婢之病，亦经缠喉，惟系轻者，童体气盛，故以挖破而效，然非通法，

---

① 芩：原作"苓"，据文义改。下同。

不可为训。若以治弱人，则顷刻而靡矣。汪某之病，胡独不误于此耶！三郎所遇之医，学浅性泥，更不足道。当其来诊之初，白块已遍满，但稍经涉猎者，即可辨认，况行道有年，而犹妄用表散，一再不已，是何故也？至三日而毒窜已深，虽有神仙亦不能救甚矣。牛蒡、射干等药之为祸烈也，耐修经此数端，闻吾之言，大旨当可明晓。其择近时喉症书之近稳者，细观各方中之用药，删其应忌之品，不可容留一蘖。以可用者分为正将、猛将、次将三表，每表分作四层：上层为镇药，如龙胆草、石膏、生地、玄参之类；次层为润药，如瓜蒌、贝母、丹皮、天冬之类；又次层为消药①，如厚朴、神曲、枳壳、麦芽之类；下层为导药，如大黄、玄明粉、车前、泽泻之类。约药四五十种，按症轻重，分别施治，亦已足矣。其中消导之药，非热极便结不可轻用，但能镇润得宜，则中下自会通畅，不可不知。表后列忌用诸药，添入前人漏烈②者七八种，注明害处，俾尽人一目了然，胸有成竹。设遇医者开方，观其所用之药，如有不列于药队者，以及妄用禁药者，或病轻而遽用猛将者，皆不可服。更以服禁药后所现不治症象胪列于后，庶可触目惊心也。稿成见质于吾，尚有要言。

---

① 药：原无，据上下文例补。
② 烈：古同"列"。

白喉正将 此系大中至正之药，极稳极效，惟中下层药非热甚之症，大便闭结者，尚须慎用

养阴清肺汤

大生地一两，当用鲜者　丹皮四钱　薄荷一钱四分　大麦冬六钱，去心　白芍四钱　生甘草二钱　京玄参八钱　川贝四钱，去心

如喉间肿甚者，加煅石膏四钱；大便燥结数日不通者，加青宁丸二钱，玄明粉二钱；胸中胀闷，加神曲二钱，焦楂二钱；小便短赤，加木通一钱，泽泻二钱，知母三钱；燥渴者，加天冬三钱，马兜铃三钱；面赤身热或舌黄色者，加金银花四钱，连翘二钱。

上层镇药①：大生地、玄参、煅石膏、麦冬。

次层润药：天冬、当归、白芍、丹皮、贝母、薄荷。

中层消药：大木通、神曲、焦楂肉、陈皮、砂仁。

下层导药：郁李仁、知母、生土牛膝儿②、泽泻、青宁丸。

白喉猛将 非极重之症，以及误服禁忌之药渐见败象者，不可轻用。揭而出之，所以使人知慎也

神仙活命汤

龙胆草二钱　京玄参八钱　马兜铃三钱，蜜炙　板蓝根三钱　生石膏五钱　炒白芍三钱　川黄柏一钱五分　生甘草一钱

---

① 药：原作"将"，据文义改。
② 儿：疑作"兜"。

大生地一两，当用鲜者　全瓜蒌三钱　生栀子二钱

按此汤太觉苦寒，不宜轻用。

上层镇药①：龙胆草、生石膏、犀角。

次层润药：瓜蒌、生栀仁、连翘、川黄柏、马兜铃、蓝草根。

中层消药：中朴、枳实、莱菔子。

下层导药：生大黄、玄明粉。

白喉次将此表为白喉初起辨别未明及症之轻者，与凡风邪之症，皆以此等药清解之，切不可发表，表则不可救

除瘟化痰汤

粉葛根二钱　金银花二钱　枇杷叶一钱五分，去毛，蜜炙

竹叶一钱　大生地二钱，当用鲜者　冬桑叶二钱　小木通八分

川贝母二钱　生甘草八分　薄荷五分

上层镇药：次生地、粉葛根。

次层润药：金银花、冬桑叶、藿梗、枇杷叶、紫菀、柿霜。

中层消药：小木通、枳壳、炒麦芽、竹叶。

下层导药：车前子、灯心、莲子心。

白喉一切禁忌之药白喉初起，发热居多，往往服此药而热退，以为见效，而病已内陷矣，可畏。

麻黄误用音哑，不可救

---

① 药：原作"将"，据文义改。

桑白皮_{肺已虚，不宜泻}

蝉退_{升散，不可用}

杏仁_{苦降，不宜用}

牛蒡子_{通十二经，不可用}

紫荆皮_{破血，不可用}

射干_{妄用音哑}

天花粉_{不宜用}

山豆根_{不可用}

荆芥_{不可用}

防风_{不可用}

羌活_{过表，不可用}

桔梗_{肺虚不宜用}

柴胡_{升散，不可用}

黄芩_{过凉，不可用}

升麻_{升散，不可用}

僵蚕_{凉散过甚，不可用}

前胡_{发散，不可用}

桂枝_{辛散，不可用}

细辛_{辛散，不可用}

苏叶_{不可用}

马勃_{不可用}

柴胡以下此次所增，《玉钥》论中有"凡诸喉症"四字，可见禁用此药，不独白喉也。

洞主仙师原文后论

白喉初起发热，此时郁勃之火全集于肺胃二经，故脉象未有不浮紧者。迨热退白现，而肺虚之本象见，于是始有塌陷之形。某生所见各症，大率在二三日之后，故仅知有塌陷，而不知其先必从浮紧来也。双单蛾症，亦属于里，凡肺之本色，上现于喉始有此象，岂有皮毛之症而能显此形色于吭舌之间乎？惟肺气虚损未形，故脉象浮紧之日多。轻者略用表散，尚不至于大误，或症本重或表散过当，势亦至于虚败。而脉塌陷，表而愈者其暂，表而误者其常，故不如养阴而兼清解为速效而无弊也。证异治同，世医不有言之者乎。白喉用药，镇之润之，原欲其入于胃、入于肠以寻去路也。惟下焦不甚窒塞者，既镇且润，火毒自驵驯而下行，原无所用其消导。若火毒蕴结，下焦不通，其势不能不宣泄之。盖既镇之不使上行，润之不使旁达，倘不入于胃、不入于肠，将安归乎？某生所谓恐毒陷胃者，尚非探本之言。若宜消而不消，宜导而不导，或消导而未能得宜，既不能上又不能下，则惟内陷于胃而已矣。至云上热下寒者，宜以热药冷服，此指真寒假热而言。白喉之症，系真热假寒，何所忌于寒凉乎。火毒既攻于中上，则下元不寒而自寒。朴、曲、楂、麦，固皆带温之品，辅以清降之药引，使下行本最有益，若热极盛，则非硝、黄不足通道路。猛药疾驰而下，里热以行，性不留连，肠胃何致受病？犹以一器盛沸汤，而置冰块其中，倾入一冷盏内，水热固已大减，而以手按冷盏，则反凉为热。此借敌作导之法，用其停热以为行热，固不害于肠之假寒也。惟非极险之症，不必轻用此猛药耳。向来治瘟症者，有凉降无表散。白喉乃瘟症中最重之一端，敌兵已至城下，重兵以图之犹虑不胜，尚能以谈言微中解其分乎？故诸瘟症中，尚有参用蚕、蝉、芩、桔、荆、防诸品者，若用之，强兵压境如白喉，势直同于玩敌矣，有不滋蔓燎原者乎？故镇之者，重兵以扼之也；润之者，恩言以劝之也。威德并用，敌可解矣。而犹未济，则惟有直扫其老巢，仍留其归路，敌自不逞而退矣，此百战百胜之法也。若升提之则火以扇而愈炽，表散之则火以分而愈多。即或不然，用清凉平淡之品以浇洒之，不能息其焰，抑且扬其烽，而上下左右莫不受害矣，其犹可翦除扑①灭乎？

拟表妥适三表之后，可各立一方，正将后用养阴清肺汤，此方出自大名医之手，不特药味不可移易，即分量亦不可重轻。如病有偏颇，则择三表中应用之药，加一二味以为引，足矣。总宜以此方为坐守之老营，决无丧师失律之大辱，惟误置一二禁药于其中，则害且变本而加厉，懔之慎之。某生欲以白芍易桑叶，此大不可，桑叶固有时可加，白芍则万不宜去。夫五脏之密迩肺胃者，惟心与肝，不有以护之，害且立至，白芍乃固守心肝之要药，具见立

---

① 扑：原作"仆"，据文义改。

方者之苦心，岂宜移动耶！猛将后按神仙活命汤去其禁药，增猛润药以足之；次将后按除瘟化毒汤去其禁药，增次润药以足之。凡镇药宜重用，润药次之，消导药宜轻用。犹之军行万里，但有一人一骑以为向导足矣，多则纪律不整，反滋事端。三表中，则猛将宜轻用，正将宜重用，次将亦宜轻用。盖正将守其常，猛将出其变，而次将则用于暂也。神而明之，存乎其人，吾言亦尽于此矣。

此症本不难治，治之不善而种种败象见，非此症之本象，实投禁药者有以造成之也，与生而致死同。一线幽微，气不能透，因而逼弊其心，不即死也，故死于此症者最惨。

行医者当思患病之人，或为孝子之父母，或为慈亲之子女，或为待育之壮丁，或为守成之家督，或为无父之孤儿，或数家之独子，当其病剧，呼天吁地，拜佛求神，无所不至，一经不起，阖门长幼，痛哭失声，肝肠寸断。抱此奇惨，而言及医家，犹以本有割股之心相谅，置不与争。故医者虽杀多人，终不能自知其失，然受害者谅之愈深，造孽者积而愈重。虽曰无心，而漫不经心之罪岂能擢发数哉。若一朝误治，退而深思以期万一之当，则死者虽不能生，生者犹可不死。乃有始执拗狃于一偏，人命之大，懵焉不加察，吾不知其本心之仁安在焉！自有此论，而犹有固执己见，视人命如草芥者，真是有心杀人，阴律有所不贷。吾亦未①如之何也已矣。欧阳公曰：求其生而不得，则死者与我皆无憾焉，言治狱也。而吾谓行医亦然，再定一吹药方，以成全壁②。

白填鸭散此方以血肉冲和济金石寒烈，毓养于金水二令之间，虚实皆宜攻补兼顾，可救命于奇险时，勿等闲用过

用纯白公鸭一只，自霜降日起，每日用麸面和蜗牛、地龙、柿霜、瓜蒌霜、古钱（醋煅）为末，各等分计麸面七成、药三成，捏成小团。卯酉时各填十二个，关闭笼内，不使多走，所遗之粪另以一器收好。至小雪日交节之时宰，取喉颈骨连喉管、肺管及肺宰时以刀刺腹，勿割其喉，忌见水，置瓦上焙干为炭存性。另以一月内所遗鸭粪，用清水漂去其垢，澄去其土，至净为度，带水研至极细。澄定沥去水，亦置瓦上焙干为炭存性，与前炭置一处，共研细末。加蜗牛焙黄四十九个，用旧寿州烟斗口门七个用凸起处一圈，余勿用，洗净烟渍，火上微烘，二物同研极细，再与两炭合研拌匀。磁瓶封固，置低潮处以去火气。临用时加入冰片五分，硼砂三钱，人指甲一钱煅黄，人中白三钱，鸭嘴胆矾一钱五分，五种细末各少许，频频吹之。虽已闭之喉，犹能开通一线，即以蜜水冲少许，服亦良佳。真万金之圣药，八洞之秘方也。

按《白喉忌表抉微》风行南北已久，其投养阴清肺汤

---

① 未：原作"末"，据文义改。
② 壁：通"璧"。

而误事者比比。亲友之告余者、问余者、索余方药者、欲余辨症者，几如山阴道上应接不暇之势。从前此症南数省尚少，近年以来，沿街遍户传染不休，甚有一家传遍而无一人愈者，惨不忍闻。余故不揣鄙陋，为撰《喉科心法》两卷，并将《白喉忌表抉微》辨症如下。此书前后两论，句句明①言，确系治喉之秘钥，其所以误事者，误于编书之人耳。养阴清肺汤，美善兼备，可谓愈白喉之祖方。然历考古书，未闻首尾执定一方，欲无贻误者鲜矣。且仙师之论，明明尚有两汤为先导，可见先后次序不容紊乱。惟方内干生地宜改鲜生地，庶无流弊。历观两论，但言养阴而不言滋阴，虽未明言鲜生地，而意在中矣，不然干生地，岂得谓不滋耶。惟阅其前后注释，俨然大书滋阴，仙论宗旨尽失，病证源流亦相刺谬矣。查古方用生地者，除补剂外，均系鲜生地。复因此物植处稀少，药肆遂以生地代之，相沿成风，不知误人几许，急宜辨正以俟参考。但古方用生地者极多，不能尽述，今举脍炙人口之犀角地黄汤证之。此汤主治胃热、涌血、发癍、发黄，明系湿温之邪，岂能以生地之滋腻而拓其邪耶？况鲜生地有养阴清热之妙，发血中之表之功，《本草》极称治温热之要药。予尝目击人患温热，其邪气已将由皮毛外达，欲现癍疹之候，而误投干生地二三钱者，轻则神昏，重则痉闭而毙，

---

① 明：据李定魁石印本作"名"。

毫厘千里，可不慎欤。考喉症为瘟邪热邪，初袭肺经，未伤阴液，岂能骤以地麦之滋而闭其邪？关门击贼，安可得乎？仙论所谓镇之、润之、导之者，亦指邪在中下而言，如邪在上焦，亦用轻透从上解散，岂有邪在上定欲导之下行之理。读仙论，吾谓风邪之症亦宜清解之句，自明仙师用意深得。温病分三焦，古人①虽有上病治下、下病治上之法，然寇贼过境，未有不受其害者，故行军攻敌贵审贼势方位。譬如贼在南方，围于重兵，仍留南方归路，勿使滋蔓旁窜，俾东西北三方无恙，为用兵之能事，治病用药亦然。服方次序，大旨初起轻则除瘟化毒汤，重则神仙活命汤，惟两方俱宜加香犀角一钱，陈海蜇漂淡一两投之。或喉间见白，舌苔不黄垢，服养阴清肺汤，亦须加前两味，庶无先后失序之误，则人皆登于仁寿矣。予非好辨，实将仙论发明之，故备录原文，以俟博考诸君再为补正。至于外吹白填鸭散，用意甚深，方虽和平，必能获效。惟药品不定分量，难免畸重畸轻，亦为订定，俾易修合也。

---

① 温病分三焦古人：原作"温病分三主治，人"，据光绪三十年石印本改，李定魁石印本为"温病分主治，古人"。

许爔祥题识①

喉症一科，古无专籍，惟《白喉表微》一书，医家奉为圭臬。顾编未得当，犹有语焉不详之弊，妻叔沈吉斋君有鉴于此，因著是编以纠正之。说理明晰，立方周至，诚医者之南针、济世之宝筏也。乐善之士，倘能按方制药，普为施送，功莫大焉。爰为重刊，以广其传。

民国八年岁在己未古杭许爔祥季明氏识

① 许爔祥题识：原无，校注者补。

校注后记

　　《喉科心法》二卷，清·沈善谦撰。沈善谦，字达三，号吉斋，浙江桐乡人。善谦出身于医学世家，好施药，并将其平生经验所得汇集成书，流传后世。沈氏所著，除《喉科心法》外，目前所知存世者尚有《经验方》二卷。《喉科心法》卷上为论说，包括病原、诊法、辨证，咽喉、口舌多种病证的临床特征，善候、恶候及针灸图说等；卷下集录作者喉症经验效方，并对《白喉忌表抉微》一书中关于喉科的有关论述加以辨析。

一、《喉科心法》版本信息

　　根据《中国古医籍总目》提供的相关信息，沈善谦所著《喉科心法》有同治三年（1864）鼎元堂刻本、光绪四年（1878）扬州翰雅堂刻本、光绪三十年（1904）石印本、1919年武林许氏刻本、1926年石印本等共五个版本。调研结果表明，上述信息存在重大错误。所谓《喉科心法》同治三年（1864）鼎元堂刻本、光绪四年（1878）扬州翰雅堂刻本、光绪三十年（1904）石印本分别为完全不同的三本书。

　　同治三年（1864）鼎元堂刻本《喉科心法》为晚清医家刘序鹓纂辑、潘诚增订，不分卷，书末有潘诚道光二十七年（1847）跋文一篇。《中国古医籍总目》据此将沈善谦著《喉科心法》初刻时间断定为道光二十七年（1847），实误。

光绪四年（1878）扬州翰雅堂刻本《喉科心法》为湖南衡阳人林端甫在同治三年刻本的基础上编辑而成，二者内容多有重复，唯其编排方式互异。书末有光绪四年跋文一篇，记述该书的源流颇为详细，可为明证。

宁波图书馆现存光绪三十年（1904）石印本《喉科心法》一册，两卷，其封面标注有"桐乡沈吉斋大人所赠，时赴鄱阳署任，光绪三十四年十二月朔"。经比对，宁波图书馆所藏版本与中国中医科学院图书馆版本相同，可以确定中国中医科学院所藏亦为光绪三十年刊本。民国八年，杭州许爔祥在重刊该书时曾说，"喉症一科，古无专籍，惟《白喉表微》一书，医家奉为圭臬。顾编未得当，犹有语焉不详之弊，妻叔沈吉斋君有鉴于此，因著是编以纠正之。说理明晰，立方周至，诚医者之南针、济世之宝筏也。乐善之士，倘能按方制药，普为施送，功莫大焉。爰为重刊，以广其传。"民国十五年，江西南丰人李定魁重新刊印是书云："桐乡沈吉斋大令所著《喉科心法》一书，批款导窍，论列綦详，流传甚尠，爰重付手民以广其传。"可见，无论是民国八年武林许氏刻本，还是民国十五年江西李定魁石印本，所依据的底本都是光绪三十年石印本。

综合上述，第一，同治三年刻本、光绪四年刻本与沈氏《喉科心法》没有任何关系。第二，沈氏《喉科心法》的初刊时间当为光绪三十年，而非道光二十七年。第三，光绪三十年石印本（中国中医科学院图书馆藏）、民国八年武林许氏刻本（上海图书馆藏）和民国十五年李定魁石印本（南通市图书馆藏）三书，系沈氏《喉科心法》三个不同版本。从该书的传承关系和刊印质量看，虽然光绪三十年石印本为该书首次刊印，成书时间最早，但其中有较多讹误，不宜作为底本。民国八年武林刻本订正了该书的一些错误，刊刻清晰，版本保存完好，故作为底本。光绪三十年石印本依然具有重要的参考意义，可以作为主校本，以李定魁石印本作为参校本。

二、《喉科心法》学术思想

1. 学源《内经》，阐述喉科生理，揭示喉病病因

咽喉是人身重要的组织器官，生理上与脏腑、经络有着密切关系。沈氏以《内经》理论为喉科学术渊源，以藏象学说为基础，对咽喉的生理做了精辟的论述。咽喉的主要功能在于纳食通利水谷、纳气呼吸氤氲，从而从功能上强调了咽喉与胃肺之间的关系。

沈氏认为，咽喉内连肺胃，外邪为患，咽喉首当其冲。喉症为温病，其致病之源，主要是由风温疫疠，客邪郁久化火而成。治疗喉科病证，必须明其三因源流，喉症致病之因包括内因、外因及不内外因。明其三因，方能治疗无误。上述论述，既揭示了病因，又分析了病机，为咽

喉病的辨证论治提供了依据。

2. 鉴别病情，重视喉病诊断，活用乾坤二方

沈氏认为，有的喉病虽发病于咽喉同一部位，但却是不同的病证，需详细加以鉴别。不同喉病的表现和病因各异，故需认真审辨，方可对症治疗。

沈氏自组一乾方，一坤方，以治咽喉诸症。乾方专治咽喉各症初起的症状，如发热头痛，或咳呛唾痰，鼻塞流涕，甚者寒热交作，口干渴饮，大便秘结，小溲短赤等。如有此等症状，即服乾方，日用一剂，甚者日投两剂。乾方药物组成为：犀角、海藻、生地、秦艽、赤芍、钩藤、玄参、海蜇、金银花、人中黄、川贝、滑石，此方以清热解毒药为主，辅以养阴。坤方则用于咽喉各症毒邪渐解，肿势渐消之后，药物组成为：生地、丹皮、麦冬、犀角、白芍、薄荷、石斛、煅中黄、玄参、金银花、川贝、海蜇，此方则以养阴生津药为主，辅以清热。

3. 针药并用，提倡综合治疗

沈氏治疗咽喉病，提倡综合治疗，除用中药内治，还配合针灸治疗。针灸治疗多用于急性热性咽喉病，行针为肿喉开闭而设，溃后勿施。他指出，喉间暴肿，针少冲、少商、中冲。双单乳蛾，针少商。上腭近喉关起血疱，针百会、前顶、后顶三穴。口张不利，牙紧落架，针颊车穴。中风口噤、牙关不开，及小儿急惊，针水沟穴，牙紧针之即开。紧喉风、风痰上壅、牙关紧闭，并中风中恶昏

仆，不省人事，针中冲、少商、商阳、关冲、少冲、少泽六穴。针刺多能立即取效，但取穴进针一定要细心，稍偏则可能伤及其他部位。

与清代喉科学著作相比，《喉科心法》所论侧重于临床实践，无论是上卷论说，还是下卷临床应用，均为作者平时临床经验所得，基本无泛泛而谈的空言。

总 书 目

本　草

药鉴

药镜

本草汇

本草便

法古录

食品集

上医本草

山居本草

长沙药解

本经经释

本经疏证

本草分经

本草正义

本草汇笺

本草汇纂

本草发明

本草发挥

本草约言

本草求原

本草明览

本草详节

本草洞诠

本草真诠

本草通玄

本草集要

本草辑要

本草纂要

识病捷法

药性纂要

药品化义

药理近考

食物本草

见心斋药录

分类草药性

本经序疏要

本经续疏证

本草经解要

青囊药性赋

分部本草妙用

本草二十四品

本草经疏辑要

本草乘雅半偈

生草药性备要

芷园臆草题药

新刻食鉴本草

类经证治本草

神农本草经赞

神农本经会通

神农本经校注

药性分类主治

艺林汇考饮食篇

本草纲目易知录

汤液本草经雅正

新刊药性要略大全

淑景堂改订注释寒热温平药性赋

方　书

医便

临证综合